TISSOT

L'ONANISME

ESSAI

SUR LES MALADIES

PRODUITES

PAR LA MASTURBATION

Propriis extinctum vivere criminibus.
GALL

*Nouvelle édition revue et augmentée de la traduction
des citations latines*

PARIS

GARNIER FRÈRES, LIBRAIRES-ÉDITEURS

6, RUE DES SAINTS-PÈRES, 6

L'ONANISME

ESSAI

SUR LES MALADIES

PRODUITES

PAR LA MASTURBATION

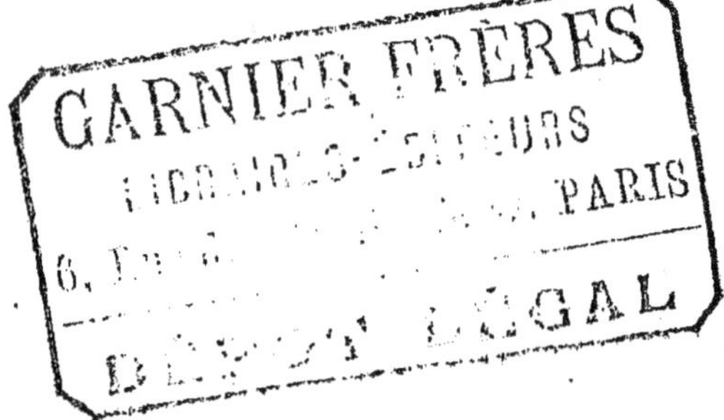

TISSOT

L'ONANISME

ESSAI

SUR LES MALADIES

PRODUITES

PAR LA MASTURBATION

Propriis exstinctum vivere criminibus.
GALL.

NOUVELLE ÉDITION REVUE ET AUGMENTÉE DE LA TRADUCTION
DES CITATIONS LATINES

PARIS

GARNIER FRÈRES, LIBRAIRES-ÉDITEURS

6, RUE DES SAINTS-PÈRES, 6

1905

AVERTISSEMENT

Le grand *Dictionnaire de* BESCHERELLE consacre à l'auteur de cet ouvrage les lignes suivantes :

« TISSOT (Simon-André), médecin, né à Grancy (pays de Vaud), 1728-1797, eut à Lausanne une grande réputation comme médecin. Parmi ses ouvrages on remarque : l'*Histoire de la fièvre bilieuse de Lausanne;* l'*Avis au peuple,* qui eut un succès prodigieux; *De la santé des gens de lettres; De l'Onanisme; Essai sur les maladies des gens du monde;* etc... »

En publiant ici ces quelques lignes, on n'a pas la prétention de faire connaître cet homme de science et d'expérience, cet homme de bien, mais seulement de rappeler ce qu'il fut et ce qu'il a laissé après lui. En ce qui concerne le présent ouvrage, *De l'Onanisme,* on peut affirmer qu'il n'en est pas de plus utile, ni de plus salutaire. Il serait à souhaiter qu'il se trouvât entre les mains de tous les pères de famille et de tous les éducateurs. Tissot a eu le rare mérite de traiter avec décence et délicatesse, un sujet qui ne se rapporte qu'à l'indécence et à l'impudicité. Ce livre est essentiellement moral, puisque, en signalant les dangers et les conséquences du vice, il montre les avantages de la vertu.

Dans cette édition nouvelle, le texte primitif a été revu et retouché, mais discrètement. De plus, afin que tout lecteur puisse se rendre compte des citations latines qui se trouvent dans les éditions précédentes, et que l'auteur n'a pas cru devoir traduire, on en a donné ici la traduction.

PRÉFACE

Je sentis les défauts de l'original latin de ce petit
ouvrage en le composant ; j'en fis mes excuses,
et j'indiquai mes raisons de justification dans la
préface. Ces défauts me frappèrent encore plus
vivement après l'impression ; et je les ai trouvés
intolérables, en examinant une traduction française
qu'on désirait que je revisse.

Outre beaucoup d'observations nouvelles à ajouter, il fallait remédier à des fautes d'ordre considérables, et donner une juste étendue à des articles
qui n'étaient que des premiers linéaments, presque
incapables de faire saisir ce que j'avais voulu dire.

Tant de corrections rendaient l'ouvrage à peu près
neuf, et beaucoup plus long. La difficulté d'exécuter
cette entreprise en langue vivante, et tous les désa-
gréments qu'elle entraînait, ne m'échappèrent pas.
Il n'y avait qu'un motif aussi puissant que celui de
l'utilité, dont cette entreprise, bien exécutée (c'est
sans doute dire mieux que je ne l'ai fait), pouvait
être à l'humanité, qui pût me décider ; et c'est en
effet le seul qui m'ait décidé. Il est triste de s'occuper des crimes de ses semblables ; leur considération
afflige et humilie ; mais il est doux d'espérer qu'on
contribuera à diminuer leur fréquence, et à adoucir
les misères qui en sont les suites.

Ce qui a rendu ce travail beaucoup plus pénible
qu'il ne l'eût été si j'eusse écrit en latin, c'est l'embarras d'exprimer des images dont les termes et les
expressions sont déclarés indécents par l'usage. Il

m'en aurait infiniment coûté s'il eût fallu me dis-
penser de cette attention ; et cette disposition, dont
j'ose me glorifier, m'a rendu le travail moins coûteux
qu'il ne l'aurait été, si malheureusement elle m'eût
manqué ; cependant je l'ai encore trouvé hérissé de
difficultés. J'ose assurer que je n'ai négligé aucune
précaution pour donner à cet ouvrage toute la bien-
séance dans les termes dont il était susceptible. Il y a
des écueils inséparables de la matière ; comment les
éviter ? Fallait-il se taire sur des objets aussi importants ? Non sans doute. Les auteurs sacrés, les Pères
de l'Église, qui presque tous écrivaient en langues
vivantes, les auteurs ecclésiastiques, n'ont pas cru
devoir garder le silence sur les crimes obscènes, parce
qu'on ne pouvait pas les désigner sans mots. J'ai crû
devoir suivre leur exemple ; et j'oserai dire avec saint
Augustin : *Si ce que j'ai écrit scandalise quelque
personne impudique, qu'elle accuse plutôt sa turpitude, que les paroles dont j'ai été obligé de me servir
pour expliquer ma pensée sur la génération des
hommes. J'espère que le lecteur pudique et sage me
pardonnera aisément les expressions que j'ai été
obligé d'employer.* J'ajouterai à ce que dit ce saint
homme, que j'espère mériter la reconnaissance et
l'approbation des gens vertueux et éclairés, qui
connaissent la turpitude de l'univers, et qui loue-
ront, sinon mes succès, au moins mon entreprise.

Je n'ai pas touché, non plus que dans la première
édition, la partie morale ; et cela par la raison
d'Horace :

> ..... Quod medicorum est
> Promittunt Medici,

« Les médecins promettent ce qui est de la compétence
des médecins. »

Je me suis proposé d'écrire des maladies produites par la masturbation, et non point du crime
de la masturbation ; n'est-ce pas d'ailleurs assez en
prouver le crime, que de démontrer qu'elle est un
acte de suicide? Quand on connaît les hommes,
on se persuade aisément qu'il est plus aisé de les
détourner du vice par la crainte d'un mal présent,
que par des raisonnements fondés sur des principes
dont on n'a pas assez de soin de leur inculquer
toute la vérité. Je me suis appliqué ce qu'un homme,
dont le xviiie siècle se glorifiera chez la postérité la
plus reculée, fait dire à un religieux : *On nous fait
entreprendre de prouver l'utilité de la prière à un
homme qui ne croit pas en Dieu; la nécessité du
jeûne à un autre qui a nié toute sa vie l'immortalité
de l'âme. L'entreprise est laborieuse, et les rieurs ne
sont pas pour nous* (1). Marphurius doutait de tout;
Sganarelle lui donna des coups de bâton, et il crut.

Ces Zoïles de la société et de la littérature, qui
ne font rien et qui blâment tout ce qu'on fait, ose-
ront dire que cet ouvrage est plus propre à répandre
le vice qu'à l'arrêter, et qu'il le fera connaître à
ceux qui l'ignorent. Je ne leur répondrai point;
on s'avilit en leur répondant. Mais il est des âmes
faibles, quoique vertueuses, sur lesquelles ces discours pourraient faire impression ; je leur dois cette
réflexion générale ; c'est que mon livre est, à cet
égard-là, dans le cas de tous les livres de morale ;
il faut les interdire tous, si c'est multiplier un vice
que d'en montrer les dangers. Les Livres saints,
ceux des Pères, ceux des casuistes, doivent tous être
prohibés avant le mien. Quelle est d'ailleurs la

____

1. *Lettres Persanes*, 49.

jeune personne qui s'avisera de lire un ouvrage sur une matière de médecine dont elle ignore le nom? Il est à souhaiter qu'il devienne familier aux personnes appelées à diriger l'éducation ; il leur servira à démêler de bonne heure cette détestable habitude, et les mettra à même de prendre les précautions qu'elles jugeront nécessaires pour en prévenir les suites.

Ceux qui n'entendent pas le latin trouveront peut-être qu'il y a trop de vers en cette langue; je leur répondrai qu'il n'y en a point qui ne soit lié à la matière, puisqu'il n'y en a aucun qui ne m'ait été rappelé par la chaîne des idées. J'ai cependant fait en sorte partout qu'on pût les sauter sans interrompre le fil du discours. Ceux qui les entendent m'en sauront gré : le voyageur au milieu des bruyères est réjoui par la beauté d'une verdure. Enfin, si c'est un tort, il est léger; et dans un ouvrage aussi ingrat, on peut permettre ce délassement à l'auteur. S'il n'y en a pas de français, ce qui aurait été plus naturel, c'est peut-être la faute des poètes plutôt que la mienne.

Cet ouvrage, au reste, n'a rien de commun avec l'*Onania* anglais, que le sujet; et, à deux pages et demie près que j'en ai tirées, cette rapsodie ne m'a fourni aucun secours. Ceux qui liront les deux ouvrages sentiront, j'espère, la différence totale qu'il y a de l'un à l'autre : ceux qui ne liront que celui-ci auraient pu être trompés par le rapport des titres, et portés à supposer quelque ressemblance entre les deux livres; heureusement il n'y en a aucune.

Les additions augmentent cette nouvelle édition presque d'un tiers, et je souhaite qu'elles soient

accueillies favorablement par les personnes qui
sont en état d'en juger. L'on me fera peut-être deux
objections : l'une, que j'ai ajouté un grand nombre
d'observations et d'autorités qui ne sont presque que
des répétitions de celles qui se trouvaient déjà dans
la première ; l'autre, que dans quelques endroits
je suis trop sorti de mon titre, et que j'ai envisagé le
danger des plaisirs de l'amour sous un point de vue
général. Je réponds à la première : que, dans une
matière comme celle-ci, où l'on doit moins espérer
de convaincre par des raisons, que d'effrayer par
des exemples, l'on ne peut pas trop en accumuler. Je
réponds à la seconde : 1° que, quand deux matières
sont étroitement liées, plus on veut en isoler une,
et moins bien on la traite ; 2° que j'ai été bien aise
de rendre cet ouvrage d'une utilité plus générale·

Quelqu'un m'a dit que c'est cette lecture qui a fait
horreur à un professeur illustre. Je ne puis pas le
croire ; mais si le fait est vrai, je le prie de vouloir
bien lire la préface, sur laquelle il n'avait sans doute
pas jeté les yeux.

En écrivant sur l'inoculation, je me suis proposé
de propager la méthode la plus propre à arrêter les
ravages d'une maladie meurtrière, et j'ai la satisfac-
tion d'avoir opéré au moins quelque bien : en composant cet ouvrage, j'ai espéré d'arrêter les progrès
d'une corruption plus ravageante peut-être que la
petite vérole, et d'autant plus à craindre que, tra--
vaillant dans les ombres du mystère, elle mine sour-
dement, sans même que ceux qui sont ses victime
se doutent de sa malignité. Il était important de la
faire connaître ; et j'ai actuellement plusieurs raisons pour croire que j'ai eu le bonheur d'être utile,
que les yeux de la jeunesse se dessillent, et qu'elle

apprendra peu à peu à connaître le danger en même temps que le mal : ce serait un des plus sûrs moyens de prévenir cette décadence dont on se plaint dans la nature humaine, et peut-être de lui rendre, dans quelques générations, la force qu'avaient nos aïeux, et que nous ne connaissons plus qu'historiquement, ou par les monuments qui nous en restent. Mais, pour parvenir à ce but, il est à souhaiter que MM. les Médecins veuillent bien faire quelque attention à cette cause trop négligée jusqu'à présent; j'en ai vu, depuis la dernière édition de cet ouvrage, qui croyaient que j'en avais exagéré les dangers, et m'assuraient qu'ils n'avaient jamais vu de maladies occasionnées par cette cause; je puis les assurer à mon tour que le mal est plus grand encore que je ne l'ai peint, qu'il est extrêmement fréquent, et qu'ils ont traité très souvent des malades de ce genre, mais sans le soupçonner, parce que cette cause, presque omise par le plus grand nombre des auteurs, ne se présentait pas à leur esprit. Aujourd'hui les coupables, que la ressemblance de leurs maux avec ceux que je décris dans cet ouvrage force à s'en avouer la cause, sont les premiers à l'indiquer, et bintôt tous les médecins pourront juger si j'ai eu raison.

Veuille *celui qui peut tout* répandre sur mes vues cette bénédiction sans laquelle nos faibles travaux ne peuvent rien! *Paul* plante, *Apollos* arrose, c'est Dieu qui donne l'accroissement.

L'ONANISME

ESSAI SUR LES MALADIES

produites

PAR LA MASTURBATION

INTRODUCTION

Nos corps perdent continuellement; et, si nous ne pouvions pas réparer nos pertes, nous tomberions bientôt dans une faiblesse mortelle. Cette réparation se fait par les aliments ; mais ces aliments doivent subir dans nos corps différentes préparations, que l'on comprend sous le nom de *nutrition*. Dès qu'elle ne se fait pas, ou qu'elle se fait mal, tous ces aliments deviennent inutiles, et n'empêchent pas qu'on ne tombe dans tous les maux que l'épuisement entraîne. De toutes les causes qui peuvent empêcher la nutrition, il n'y en a peut-être point de plus commune que les évacuations trop abondantes.

Telle est la fabrique de notre machine, et en général des machines animales, que, pour que les aliments acquièrent ce degré de préparation

1

nécessaire pour réparer le corps, il faut qu'il
reste une certaine quantité d'humeurs déjà tra-
vaillées, naturalisées, si l'on veut me permettre
ce terme. Si cette condition manque, la digestion et la coction des aliments reste imparfaite,
et d'autant plus imparfaite que l'humeur qui
manque est plus travaillée, et d'une plus grande
importance.

Une nourrice robuste, qu'on tuerait en lui
tirant quelques livres de sang dans vingt-quatre
heures, peut fournir la même quantité de lait à
son enfant quatre ou cinq cents jours de suite,
sans en être sensiblement incommodée, parce
que le lait est de toutes les humeurs la moins
travaillée; c'est une humeur qui est presque
encore étrangère, au lieu que le sang est une
humeur essentielle. Il en est une autre, la liqueur séminale, qui influe si fort sur les forces
du corps, et sur la perfection des digestions qui
les réparent, que les médecins de tous les siècles
ont cru unanimement que la perte d'une once
de cette humeur affaiblissait plus que celle de
quarante onces de sang. On peut se faire une
idée de son importance, en observant les effets
qu'elle opère dès qu'elle commence à se former:
la voix, la physionomie, les traits mêmes du
visage changent; la barbe paraît; tout le corps
prend souvent un autre air, parce que les muscles acquièrent une grosseur et une fermeté qui
forment une différence sensible entre le corps
d'un adulte et celui d'un jeune homme qui n'a
pas passé la puberté. On empêche tous ces
développements en emportant l'organe qui sert

à la séparation de la liqueur qui les produit ;
et des observations vraies prouvent que l'am-
putation des testicules, dans l'âge de la virilité,
a procuré la chute de la barbe, et le retour d'une
voix enfantine [1]. Peut-on douter, après cela,
de la force de son action sur tout le corps, et ne
pas sentir, par là même, combien de maux doit
procurer la profusion d'une humeur si précieuse ? Sa destination détermine le seul moyen
légitime de l'évacuer. Les maladies en procurent
quelquefois l'écoulement. Elle peut se perdre
involontairement dans des songes lascifs. L'auteur de la Genèse nous a laissé l'histoire du
crime d'Onan, sans doute pour nous trans-
mettre celle de son châtiment ; et nous appre-
nons par Galien, que Diogène se souilla en com-
mettant le même crime.

Si les dangereuses suites de la perte trop
abondante de cette humeur ne dépendaient que
de la quantité, ou étaient les mêmes à quantité
égale, il importerait peu, relativement au physique, que cette évacuation se fît de l'une ou de
l'autre des façons que je viens d'indiquer. Mais
la forme fait ici autant que le fond : qu'on me
permette encore cette expression, mon sujet
autorise des licences de cette espèce. Une quantité trop considérable de semence perdue dans
les voies de la nature jette dans des maux très
fâcheux, mais qui le sont bien davantage quand
la même quantité a été dissipée par des moyens
contre nature. Les accidents que ceux qui s'é-

1. Boerhaave. *Prælectiones ad institut.*, § 658, t. V, p. 444.
Edit. Goett.

puisent dans un commerce naturel éprouvent sont terribles : ceux que la masturbation entraîne le sont bien plus. Ce sont ces derniers qui font proprement l'objet de cet ouvrage ; mais la liaison intime qu'ils ont avec les premiers empêche d'en séparer le tableau. C'est ce tableau commun qui formera mon premier article : il sera suivi de l'explication des causes, second article dans lequel j'exposerai celles qui rendent les suites de la masturbation plus dangereuses : les moyens de guérison et des remarques sur quelques maladies analogues finiront l'ouvrage. Je joindrai partout les observations des meilleurs auteurs à celles que j'ai faites moi-même.

ARTICLE PREMIER

LES SYMPTÔMES

SECTION PREMIÈRE

Tableau tiré des ouvrages des médecins.

Hippocrate, le plus ancien et le plus exact des observateurs, a déjà décrit les maux produits par les plaisirs de l'amour, sous le nom de *consomption dorsale* [1]. « Cette maladie naît, dit-il, de la
« moelle de l'épine du dos. Elle attaque les
« jeunes mariés ou les libidineux. Ils n'ont pas de
« fièvre ; et, quoiqu'ils mangent bien, ils mai-
« grissent et se consument. Ils croient sentir des
« fourmis qui descendent de la tête le long de
« l'épine. Toutes les fois qu'ils vont à la selle
« ou qu'ils urinent, ils perdent abondamment
« une liqueur séminale très liquide. Ils sont
« inhabiles à la génération, et ils sont souvent
« occupés de l'acte vénérien dans leurs songes.
« Les promenades, surtout dans les routes pé-
« nibles, les essoufflent, les affaiblissent, leur
« procurent des pesanteurs de tête et des bruits
« d'oreille ; enfin une fièvre aiguë (*lipyria*) ter-

---

1. *De morbis*, lib. II, c. xlix. Foës, p. 470.

« mine leurs jours. » Je parlerai, dans un autre endroit, de cette espèce de fièvre.

Quelques médecins ont attribué à la même cause et ont appelé *seconde consomption dorsale d'Hippocrate* une maladie qu'il décrit ailleurs [1], et qui a quelque rapport avec cette première. Mais la conservation des forces, qu'il spécifie particulièrement, me paraît une preuve convaincante que cette maladie ne dépend point de la même cause que la première. Elle paraît plutôt être une affection rhumatismale.

« Ces plaisirs, » dit Celse dans son excellent livre sur la conservation de la santé, « nuisent « toujours aux personnes faibles, et leur fré- « quent usage affaiblit les forts [2]. »

On ne peut rien voir de plus effrayant que le tableau qu'Arétée nous a laissé des maux produits par une trop abondante évacuation de semence. « Les jeunes gens, dit-il, prennent et l'air « et les infirmités des vieillards ; ils deviennent « pâles, efféminés, engourdis, paresseux, « lâches, stupides et même imbéciles ; leurs « corps se courbent, leurs jambes ne peuvent « plus les porter, ils ont un dégoût général, ils « sont inhabiles à tout ; plusieurs tombent dans « la paralysie [3]. » Ailleurs il met les plaisirs « de l'amour au nombre des six causes qui « produisent la paralysie [4].

1. *De Glandulis*, Foës, p. 273.
2. *De re medica*, lib. I, cap. IX et I.
3. *De signis et caus. diut. morb.*, l. II, c. V.
4. L. I, c. VII, p. 31. Edit. Boerhaave.

Galien a vu la même cause occasionner des maladies du cerveau et des nerfs, et détruire les forces [1] ; et il rapporte ailleurs qu'un homme, qui n'était pas tout à fait guéri d'une violente maladie, mourut la même nuit qu'il paya le tribut conjugal à sa femme.

Pline le naturaliste nous apprend que Cornelius Gallus, ancien préteur, et Titus Ætherius, chevalier romain, moururent dans l'acte même du coït [2].

« L'estomac se dérange, dit Aëtius, tout le
« corps s'affaiblit ; l'on tombe dans la pâleur,
« la maigreur, le desséchement, les yeux se
« cavent [3]. »

Ces témoignages des anciens les plus respectables sont confirmés par ceux d'une foule de modernes. Sanctorius, qui a examiné avec le plus grand soin toutes les causes qui agissent sur nos corps, a observé que celle-ci affaiblissait l'estomac, ruinait les digestions, empêchait l'insensible transpiration dont les dérangements ont des suites si fâcheuses, produisait des chaleurs de foie et de reins, disposait au calcul, diminuait la chaleur naturelle, et entraînait ordinairement la perte ou l'affaiblissement de la vue [4].

Lommius, dans ses beaux commentaires sur les passages de Celse que j'ai cités, appuie le

1. *Comm. tert.*, in lib. III, Hipp. *De morb. vulg. oper omn.*, t. III, p. 583.
2. *Historia mundi*, lib. III, c. LIII, p. 124.
3. Tetrab. III, serm. III, c. XXXIV.
4. *Med. static.*, sect. 6, aph. 15, 19, 21, 23 et 24.

témoignage de son auteur par ses propres observations. « Les émissions fréquentes de semence
« relâchent, dessèchent, affaiblissent, éner-
« vent, et produisent une foule de maux : des
« apoplexies, des léthargies, des épilepsies, des
« assoupissements, des pertes de vue, des trem-
« blements, des paralysies, des spasmes, et
« toutes les espèces de gouttes les plus doulou-
« reuses [1]. »

On ne lit point sans horreur la description
que nous a laissée Tulpius, ce célèbre bourg-
mestre et médecin d'Amsterdam : « Non seule-
« ment, dit-il, la moelle de l'épine maigrit,
« mais tout le corps et l'esprit languissent éga-
« lement ; l'homme périt misérablement.
« Samuel Verspretius fut attaqué d'une fluxion
« d'une humeur excessivement âcre, qui se
« porta d'abord sur le derrière de la tête et la
« nuque ; elle passa de là sur l'épine, les lom-
« bes, les flancs et l'articulation de la cuisse, et
« fit souffrir à ce malheureux des douleurs si
« vives, qu'il devint tout à fait défiguré, et
« tomba dans une petite fièvre qui le consu-
« mait, mais pas assez vite à son gré ; et son
« état était tel, qu'il invoqua plus d'une fois la
« mort, avant qu'elle vînt l'arracher à ses
« maux [2]. »

Rien, dit un célèbre médecin de Louvain,
n'affaiblit autant et n'abrège autant la vie [3].

Blancard a vu des gonorrhées simples, des

1. *Comment. de sanit. tuend.*, p. m. 37.
2. *Obs. med.*, l. III, c. xxiv.
3. Zypæus. *Fundam. medic.*, part. ii, art. 6.

consomptions, des hydropisies qui dépendaient de cette cause [1]; et Muys a vu un homme encore d'un bon âge, attaqué d'une gangrène spontanée du pied, qu'il attribua à des excès vénériens [2].

Les *Mémoires des Curieux de la Nature* parlent d'une perte de la vue; l'observation mérite d'être rapportée en entier. On ignore, dit l'auteur, quelle sympathie les testicules ont avec tout le corps, mais surtout avec les yeux. Salmuth a vu un savant hypocondriaque devenir fou, et un autre homme se dessécher si prodigieusement le cerveau qu'on l'entendait vaciller dans le crâne; l'un et l'autre pour s'être livrés à des excès du même genre. J'ai vu moi-même un homme de cinquante-neuf ans qui, trois semaines après avoir épousé une jeune femme, fut tout à coup frappé de cécité, et mourut au bout de quatre mois [3].

« La trop grande dissipation des esprits ani-
« maux affaiblit l'estomac, ôte l'appétit; et la
« nutrition n'ayant plus lieu, le mouvement du
« cœur s'affaiblit, toutes les parties languissent,
» l'on tombe même dans l'épilepsie [4]. » Nous ignorons, il est vrai, si les esprits animaux et la liqueur génitale sont la même chose; mais l'observation nous a appris, comme on le verra plus bas, que ces deux fluides ont une très grande analogie, et que la perte de l'un ou de

1. *Instit. medic.*, part. ii, c. xxviii.
2. *Praxis chirurgica*, decur. I, obs. 4.
3. Decur II, ann. 5, Append., observ. 88, p. 56.
4. Schelammer. *Ars medendi universa.*, lib. II, sect. ii, c. iv, § 23.

l'autre produit les mêmes maux. M. Hoffmann a
vu les plus fâcheux accidents suivre la dissipation de la semence. « Après de longues pol-
« lutions nocturnes, dit-il, non seulement les
« forces se perdent, le corps maigrit, le visage
« pâlit; mais de plus la mémoire s'affaiblit,
« une sensation continuelle de froid saisit tous
« les membres, la vue s'obscurcit, la voix de-
« vient rauque [1]; tout le corps se détruit peu
« à peu ; le sommeil troublé par des rêves in-
« quiétants ne répare point, et l'on éprouve
« des douleurs semblables à celles qu'on res-
« sent après qu'on a été meurtri par des
« coups [2]. »

Dans une consultation pour un jeune homme
qui, entre autres maux, s'était attiré par la
masturbation une faiblesse totale des yeux, il dit
« qu'il a vu plusieurs exemples de gens qui,
« même dans l'âge fait, c'est-à-dire quand le
« corps jouit de toutes ses forces, s'étaient attiré
« non seulement des rougeurs et des douleurs
« extrêmement vives dans les yeux, mais encore
« une si grande faiblesse de vue, qu'ils ne pou-
« vaient lire ni écrire quoi que ce soit. J'ai même
« vu, ajoute-t-il, deux gouttes sereines pro-
« duites par cette cause [3]. » On peut lire avec
intérêt la maladie qui donna lieu à cette consultation. « Un jeune homme s'étant livré à
« la masturbation à l'âge de quinze ans, et
« l'ayant pratiquée très fréquemment jusqu'à

1. *Consult.*, cent. 2 et 3, cas. 102, t. III, p. 293.
2. *Consult.*, cent. 2 et 3, cas. 103, t. III, p. 293.
3. *Id., ibid.*

« vingt-trois, tomba pendant cette période dans
« une si grande faiblesse de tête et des yeux,
« que souvent ces derniers étaient saisis de
« violents spasmes dans le temps de l'émission
« de la semence. Dès qu'il voulait lire quelque
« chose, il éprouvait un étourdissement sem-
« blable à celui de l'ivresse ; la pupille se dilata
« extraordinairement ; il souffrait dans l'œil
« des douleurs excessives ; les paupières étaient
« très pesantes, elles se collaient toutes les
« nuits ; ses yeux étaient toujours baignés de
« larmes, et il s'amassait dans les deux coins,
« qui étaient très douloureux, beaucoup d'une
« matière blanchâtre. Quoiqu'il mangeât avec
« plaisir, il était réduit à une extrême maigreur ;
« et, dès qu'il avait mangé, il tombait dans
« une espèce d'ivresse. »

Le même auteur nous a conservé une autre
observation dont il avait été le témoin oculaire,
et que je crois devoir placer ici.

« Un jeune homme de dix-huit ans, qui
« s'était livré fréquemment à une servante,
« tomba tout à coup en faiblesse, avec un trem-
« blement général de tous les membres, le
« visage rouge et le pouls très faible. On le tira
« de cet état au bout d'une heure, mais il resta
« dans une langueur générale. Le même accès
« revenait très fréquemment avec une très
« forte angoisse, et lui occasionna au bout de
« huit jours une contraction et une tumeur du
« bras droit, avec une douleur au coude qui
« redoublait toujours avec l'accès. Le mal alla
« pendant longtemps en augmentant, malgré

« beaucoup de remèdes : enfin M. Hoffmann le
« guérit[1]. »

M. Boerhaave peint ces maladies avec cette
force et cette précision qui caractérisent tous
ses tableaux. « La trop grande perte de semence
« produit la lassitude, la débilité, l'immobilité,
« des convulsions, la maigreur, le dessèche-
« ment, des douleurs dans les membranes du
« cerveau ; émousse les sens, et surtout la vue ;
« donne lieu à la consomption dorsale, à l'in-
« dolence et à diverses maladies qui ont de la
« liaison avec celles-là[2]. »

Les observations que ce grand homme com-
muniquait à ses auditeurs, en leur expliquant
cet aphorisme, et qui portent sur les différents
moyens d'évacuations, ne doivent pas être
omises. « J'ai vu un malade dont la maladie
« commença par une lassitude et une faiblesse
« dans tout le corps, surtout vers les lombes ;
« elle fut accompagnée du jeu des tendons, de
« spasmes périodiques et de la maigreur, de
« manière à détruire tout le corps : il sentait
« aussi de la douleur dans les membranes mêmes
« du cerveau, douleur que les malades nom-
« ment ardeur sèche, qui brûle continuelle-
« ment en dedans les parties les plus nobles.
« J'ai vu aussi un jeune homme attaqué de
« la consomption dorsale. Il était d'une fort
« jolie figure ; et, bien qu'on l'eût souvent averti
« de ne se point trop livrer au plaisir, il s'y

1. *De morbis ex nimia venere*, § 18, *oper. omn. suppl.
secund., pars prim.*, p. 496.
2. *Instit.*, § 776 de la trad. de M. D. L. M.

« livra néanmoins, et il devint si difforme
« avant sa mort, que cette grosseur charnue
« qui paraît au-dessus des apophyses épineuses
« des lombes s'était entièrement affaissée. Le
« cerveau même dans ce cas paraît être con-
« sumé; en effet, les malades deviennent stu-
« pides. Ils deviennent si roides, que je n'ai
« point vu une aussi grande immobilité du
« corps produite par une autre cause. Les yeux
« mêmes sont si hébétés, qu'ils n'ont plus la
« facilité de voir [1]. »

M. de Senac peignait, dans la première édition de ses *Essais*, les dangers de la masturbation, et annonçait aux victimes de cette infâme
passion toutes les infirmités de la vieillesse la
plus languissante, à la fleur de leur âge. On
peut voir dans les éditions suivantes les raisons
de la suppression de ce morceau et de quelques
autres.

M. Ludwig, en décrivant les maux qui surviennent aux évacuations trop abondantes,
n'oublie pas la spermatique. « Les jeunes gens
« de l'un ou de l'autre sexe, qui se livrent à la
« lasciveté, ruinent leur santé en dissipant des
« forces qui étaient destinées à amener leur
« corps à son point de plus grande vigueur,
« et enfin ils tombent dans la consomption [2]. »

M. de Gorter donne un détail des accidents les
plus tristes, dépendants de cette cause, mais il
serait trop long de le copier ; je renvoie à son

1. *Comment.*, sur le même endroit, t. VII, p. 214.
2. *Instit. physiol.*, § 870 et 872.

ouvrage même tous ceux qui entendent la langue dont il s'est servi [1]. »

Le docteur N. Robinson, dans son ouvrage
sur la consomption [2], a mis un assez long
chapitre très bien fait sur la consomption dorsale, que je ne puis point insérer ici. La consti-
pation, la tristesse, la crainte de ne jamais
guérir lors même que la guérison est assurée,
la douleur fixe à la croisée des reins, la grande
faiblesse, les douleurs passagères de toutes les
articulations, l'affaiblissement des facultés et
des sens, les pollutions nocturnes, la gonorrhée
simple, sont les caractères qui, suivant lui,
distinguent cette espèce des autres [3].

Après avoir rapporté la description de la consomption dorsale d'Hippocrate, telle qu'on l'a
lue plus haut, M. Van Swieten ajoute : « J'ai
« vu tous ces accidents, et plusieurs autres,
« dans les malheureux qui s'étaient livrés à de
« honteuses pollutions. J'ai employé inutile-
« ment pendant trois ans tous les secours de la
« médecine pour un jeune homme qui s'était
« attiré, par cette infâme manœuvre, des dou-
« leurs vagues, étonnantes et générales, avec
« une sensation tantôt de chaleur, tantôt d'un
« froid très incommode par tout le corps, mais
« surtout aux lombes. Dans la suite, ces dou-
« leurs ayant un peu diminué, il sentait un si
« grand froid dans les cuisses et dans les

1. *De insensibil. persp. cap. ult.*
2. *A new Method of treating consomptions, etc.*, Londres,
1727, 8.
3. Voyez chap. VIII, p. 80.

« jambes, quoique au tact ces parties parussent
« conserver leur chaleur naturelle, qu'il se
« chauffait continuellement auprès du feu,
« même pendant les plus grandes chaleurs de
« l'été. Je remarquai surtout pendant tout ce
« temps un mouvement continuel de rotation
« des testicules dans le scrotum, et le malade
« éprouvait dans les lombes la sensation d'un
« mouvement semblable, qui lui était très à
« charge [1]. » Ce détail nous laisse ignorer si ce
malheureux termina sa vie au bout de trois ans,
ou s'il continua à languir pendant quelque
temps, ce qui est bien plus fâcheux : il n'y a
cependant pas une troisième issue.

M. Kloekof, dans un très bon ouvrage sur les
maladies de l'esprit qui dépendent du corps,
confirme par ses observations celles qu'on vient
de lire. « Une trop grande dissipation de se-
« mence affaiblit le ressort de toutes les parties
« solides ; de là naissent la faiblesse, la paresse,
« l'inertie, les phtisies, les consomptions dor-
« sales, l'engourdissement et la dépravation
« des sens, la stupidité, la folie, les évanouis-
« sements, les convulsions [2]. »

M. Hoffmann avait déjà remarqué que les
jeunes gens qui se livrent à l'infâme pratique
de la masturbation perdaient peu à peu toutes
les facultés de leur âme, surtout la mémoire,
et devenaient tout à fait inhabiles à l'é-
tude [3].

1. Aph. 586, t. II, p. 46.
2. *De morb. anim. ab infirm, medull. cereb.*, p. 37.
3. *Oper. omn. fol.*, t. III, p. 295

M. Lewis[1] décrit tous ces maux. Je ne transcrirai ici, de son ouvrage, que ce qui a rapport à ceux de l'âme. « Tous les maux qui « naissent des excès avec les femmes suivent plus « promptement encore, et dans un âge tendre, « l'abominable pratique de la pollution de se- « mence, qu'il serait difficile de peindre avec « des couleurs aussi affreuses qu'elle le mérite : « pratique à laquelle les jeunes gens se livrent « sans connaître toute l'énormité du crime, et « tous les maux qui en sont les suites phy- « siques[2]. L'âme se ressent de tous les maux « du corps, mais surtout de ceux qui naissent « de cette cause. La plus noire mélancolie, l'in- « différence pour tous les plaisirs (ne pourrait- « on pas dire l'aversion ?), l'impossibilité de « prendre part à ce qui fait l'objet de la conver- « sation des compagnies dans lesquelles ils se « trouvent sans y être ; le sentiment de leur « propre misère, et le désespoir d'en être les « artisans volontaires, la nécessité de renoncer « au bonheur du mariage, sont les idées bour- « relantes qui contraignent ces malheureux à « se séparer du monde ; fort heureux si elles « ne les portent pas à terminer eux-mêmes « leur existence[3]. »

De nouvelles observations confirmeront plus bas la vérité de cet effrayant tableau. Celui qu'a fait M. Storck, dans le bel ouvrage qu'il a publié

1. *A practical. Essay upon the tabes dorsalis.* Londres, 1748 ,et 3ᵉ édit. 1758.
2. *Id., ibid.*
3. *Ibid.*, p. 19.

sur l'histoire et le traitement des maladies, n'est pas moins terrible ; mais je renvoie à l'ouvrage même, dont aucun médecin ne peut se passer, ceux qui voudront le voir [1].

Avant de passer aux observations qui m'ont été communiquées, je terminerai cette section par le beau morceau qui se trouve dans l'excellent ouvrage dont M. Gaubius a enrichi la médecine. Non seulement il peint les maux, mais il en indique les causes, avec cette force, cette vérité, cette sagacité et cette précision qui n'appartiennent qu'au plus grand maître. C'est un morceau précieux, dont on me saura gré de conserver le coloris, en le rapportant tel que l'auteur l'a écrit: *Immoderata seminis profusio, non solum utilissimi humoris jactura, sed ipso etiam motu convulsivo, quo emittitur, frequentius repetito, imprimis lædit. Etenim summam voluptatem universalis excipit virium resolutio, quæ crebro ferri nequit, quin enervet. Colatoria autem corporis quo magis emulgentur, eo plus humorum aliunde ad se trahunt, succisque sic ad genitalia derivatis, reliquæ partes depauperantur. Inde ex nimia venere lassitudo, debilitas, immobilitas, incessus delumbis, encephali dolores, convulsiones sensuum omnium, maxime visus hebetudo, cæcitas, fatuitas, circulatio febrilis, exsiccatio, macies, tabes et pulmonica et dorsalis, effeminatio. Augentur hæc mala atque insanabilia fiunt ob perpetuum in venerem pruritum, quem mens, non minus quam corpus, tandem contrahit, quoque efficitur ut et dor-*

____
1. *Medicus annuus*, t. II, p. 215, etc.

mientes obscena phantasmata exerceant, et in tentiginem pronæ partes quavis occasione impetum concipiant, onerique et stimulo sit quamlibet exigua reparati spermatis copia, levissimo conatu, et vel sine hoc, de relaxatis loculis elapsura. Quocirca liquet quare adolescentiæ florem adeo pessumdet iste excessus[1].

« L'évacuation immodérée de la liqueur spermatique cause les plus funestes ravages, non seulement à cause de la déperdition d'une substance essentiellement utile, mais par suite même des manœuvres convulsives qui la produisent et se répètent trop fréquemment. A l'ivresse de la jouissance succède l'abattement général des forces qui, à la longue, devient de l'épuisement. Plus en effet les organes de sécrétion se vident, plus ils attirent vers eux d'humeurs empruntées à l'économie tout entière : et, comme alors toute la substance se porte aux organes de la génération, le reste du corps en est appauvri. Ainsi, de l'excès du plaisir sexuel résultent l'affaissement de l'être, la défaillance, une réelle inertie : de là une langueur dans la démarche, des douleurs au cerveau, des troubles dans tous les sens, et particulièrement une faiblesse de la vue, la cécité, la démence, une fièvre en permanence, la dessiccation des tissus, la maigreur, la phtisie pulmonaire, la consomption dorsale, l'énervement. Ces désordres s'aggravent et deviennent sans remède, à cause d'une lubricité perpétuelle qui finit par s'emparer de l'âme comme du corps. Qu'arrive-t-il ? Non seulement le sommeil évoque mille images obscènes, mais les organes, toujours surexcités, s'abandonnent à leur fougue, à la moindre irritation. La quantité de semence réparée, si petite qu'elle soit, leur est à charge, leur devient un stimulant. Sous le moindre effort, et même spontanément, les réservoirs s'entr'ouvrent pour la faire échapper. On voit maintenant pourquoi la fleur de la jeunesse s'étiole si vite dans ces coupables excès. »

1. *Institutiones Pathologiæ medicinalis*, auctore H. D. Gaubio, n° 562.

SECTION II

Observations communiquées.

Je ne suivrai d'autre ordre que celui des dates de réception. J'ai vu, me dit mon illustre ami M. Zimmermann, un homme de vingt-trois ans qui devint épileptique, après s'être affaibli le corps par de fréquentes manustuprations. Toutes les fois qu'il avait des pollutions nocturnes, il tombait dans un accès d'épilepsie parfait. La même chose lui arrivait après les manustuprations, dont il ne s'abstenait point, malgré tous les accidents et tout ce que l'on pouvait lui dire. Quand l'accès était passé, il éprouvait des douleurs très fortes aux reins et autour du coccyx. Cependant, ayant enfin cessé cette manœuvre pendant quelque temps, je le guéris des pollutions, et j'espérai même le guérir de l'épilepsie, dont les accès avaient déjà disparu. Il avait repris les forces, l'appétit, le sommeil, et une très belle couleur, après avoir ressemblé à un cadavre. Mais étant revenu à ses masturbations, qui étaient toujours suivies d'une attaque, il eut enfin les accès dans les rues même ; et on le trouva mort un matin dans sa chambre, tombé hors de son lit et baignant dans son sang. Qu'on me permette ici une question qui se présenta à moi quand je lus cette observation : ceux qui se tuent d'un coup de

pistolet, qui se noient volontairement ou qui
s'égorgent, sont-ils plus comptables de leur
mort, sont-ils plus suicides que cette homme-
ci ? Sans entrer dans le détail, mon ami ajoute
qu'il en connaît un autre qui est dans le même
cas : j'ai appris, depuis, que ce malheureux
avait fini de la même manière. J'ai connu (c'est
encore M. Zimmermann qui parle) un homme
d'un très beau génie et d'un savoir presque
universel, à qui de fréquentes pollutions avaient
fait perdre toute l'activité de son esprit, et dont
le corps était exactement dans l'état de celui
du malade qui consulta M. Boerhaave[1], et
que je rapporterai ailleurs.

Je dois les deux faits suivants à M. Rast le
fils, célèbre médecin de Lyon, avec qui j'ai eu
le plaisir de passer quelques mois à Montpellier.
Un jeune homme de Montpellier, étudiant en
médecine, mourut par l'excès de ces sortes de
débauches. L'idée de son crime avait tellement
frappé son esprit, qu'il mourut dans une espèce
de désespoir, croyant voir l'enfer ouvert à ses
côtés, prêt à le recevoir. Un enfant de cette ville,
âgé de six ou sept ans, instruit, je crois, par
une servante, se pollua si souvent, que la fièvre
lente qui survint l'enleva bientôt. Sa fureur
pour cet acte était si grande, qu'on ne put l'en
empêcher jusqu'aux derniers jours de sa vie.
Lorsqu'on lui représentait qu'il hâtait sa mort,
il se consolait en disant qu'il irait plus tôt trouver son père mort depuis quelques mois.

1. *Consult. Med.*, c. II, p. 36.

M. Mieg, célèbre médecin de Bâle, connu dans le monde savant par d'excellentes dissertations et à qui sa patrie a l'obligation de l'inoculation qu'il continue avec autant de succès que d'habileté, m'a communiqué une lettre de M. le professeur Stehelin, nom cher aux lettres, dans laquelle j'ai trouvé plusieurs observations intéressantes et utiles.

J'en réserve quelques-unes pour la suite de cet ouvrage, où elles seront mieux placées ; c'est ici le lieu des deux autres. Le fils de M***, âgé de quatorze à quinze ans, est mort de convulsions et d'une espèce d'épilepsie dont l'origine venait uniquement de la masturbation : il a été traité par les médecins les plus expérimentés de notre ville. Je connais aussi une jeune personne de douze à treize ans, qui, par cette manœuvre, s'est attiré une consomption, avec le ventre gros et tendu, une perte blanche et une incontinence d'urine. Quoique les remèdes l'aient soulagée, elle languit toujours, et je crains des suites funestes.

SECTION III

Tableau tiré de « l'Onania ».

Depuis la publication de cet ouvrage, j'ai appris, par l'information la plus respectable, que l'on ne devait pas ajouter une entière créance aux faits de la collection anglaise, et que cette raison, quelques calomnies, des obscénités, et la supposition d'un privilège impérial, avaient fait prohiber la traduction allemande dans l'Empire. Ces motifs m'auraient déterminé à supprimer tout ce que j'ai tiré de cet ouvrage, mais, toutes réflexions faites, quelques considérations m'ont engagé à le conserver. La première est que quelques-unes de ces raisons ne regardent que l'édition allemande. La seconde, que, quoiqu'il puisse s'y trouver quelques faits supposés, et quelques-uns paraissent même porter ce caractère, il est cependant prouvé que le plus grand nombre n'est que trop vrai. Enfin, une troisième considération qui m'a décidé, c'est ce que je trouve dans la même lettre de M. Stehelin. « J'ai reçu, dit-il, une lettre de M. Hoffmann, de « Maestricht, dans laquelle il me marque avoir « vu un masturbateur qui s'était déjà attiré une « consomption dorsale qu'il traita sans succès, et « qui fut guéri par les remèdes de l'*Onania* dont « le docteur Bekkers, à Londres, doit être l'au-

« teur, et si bien guéri, qu'il est redevenu gros-
« et gras et qu'il a quatre enfants. »

L'*Onania* anglais est un vrai chaos, l'ouvrage
le plus indigeste qui se soit écrit depuis longtemps. On ne peut lire que les observations ;
toutes les réflexions de l'auteur ne sont que des
trivialités théologiques et morales. Je ne tirerai
de tout cet ouvrage, qui est assez long, qu'un
tableau des accidents les plus ordinaires dont
les malades se plaignent : la vivacité, l'expression énergique de la douleur et du repentir qui
se trouvent dans un petit nombre de lettres,
et qui ne peuvent point se trouver dans l'extrait,
ne doivent pas affaiblir l'impression d'horreur
que la lecture inspire, parce que cette impression dépend des faits ; et les lecteurs m'auront
obligation de leur épargner la lecture d'un bien
plus grand nombre de lettres sans tour et sans
style. Je rangerai sous six chefs les maux dont
se plaignent les malades anglais, en commençant par les plus fâcheux, ceux de l'âme.

1° Toutes les facultés intellectuelles s'affaiblissent, la mémoire se perd, les idées s'obs-
curcissent, les malades tombent même quelquefois dans une légère démence ; ils ont sans
cesse une espèce d'inquiétude intérieure, une
angoisse continuelle, un reproche de leur
conscience, si vif, qu'ils versent souvent des
larmes. Ils sont sujets à des vertiges ; tous
leurs sens, mais surtout la vue et l'ouïe, s'affaiblissent ; leur sommeil, s'ils peuvent dormir,
est troublé par des rêves fâcheux.

2° Les forces du corps manquent entièrement ;

le développement physique de ceux qui se
livrent à ces abominations avant qu'il soit fini
est considérablement dérangé. Les uns ne
dorment point du tout ; les autres sont dans un
assoupissement presque continuel. Presque
tous deviennent hypocondriaques ou hystériques, et sont accablés de tous les accidents qui
accompagnent ces fâcheuses maladies, tristesse,
soupirs, larmes, palpitations, suffocations,
défaillances. On en a vu cracher des matières
calcaires. La toux, la fièvre lente, la consomption sont les châtiments que d'autres
trouvent dans leurs propres crimes.

3° Les douleurs les plus vives sont un autre
objet des plaintes des malades ; l'un se plaint
de la tête, l'autre de la poitrine, de l'estomac,
des intestins, de douleurs de rhumatisme extérieur, quelquefois d'un engourdissement douloureux dans toutes les parties du corps, dès
qu'on les comprime le plus légèrement.

4° On voit non seulement des boutons au
visage, c'est un symptôme des plus communs,
mais même de vraies pustules suppurantes
sur le visage, dans le nez, sur la poitrine, sur
les cuisses ; des démangeaisons cruelles de ces
mêmes parties. Un des malades se plaignait
même d'excroissances charnues sur le front.

5° Les organes de la génération éprouvent
aussi leur part des misères dont ils sont la
cause première. Plusieurs malades deviennent
incapables d'érection ; chez d'autres, la liqueur
séminale se répand au moment du plus léger
prurit et de la plus faible érection, ou dans les

efforts qu'ils font pour aller à la selle. Un grand nombre est attaqué d'une gonorrhée habituelle qui abat entièrement les forces, et dont la matière ressemble souvent à une sanie fétide, ou à une mucosité sale. D'autres sont tourmentés par des priapismes douloureux. Les dysuries, les stranguries, les ardeurs d'urine, l'affaiblissement de son jet, font cruellement souffrir quelques malades. Il y en a qui ont des tumeurs douloureuses aux testicules, à la verge, à la vessie, au cordon spermatique. Enfin, ou l'empêchement du coït, ou la dépravation de la liqueur génitale, rendent stériles presque tous ceux qui se sont livrés longtemps à ce vice.

6° Les fonctions des intestins sont quelquefois totalement dérangées, et quelques malades se plaignent de constipations opiniâtres, d'autres d'hémorrhoïdes, ou d'un écoulement fétide par le fondement. Cette dernière observation me rappelle le jeune homme dont parle M. Hoffmann, qui, après chaque masturbation, était attaqué de la diarrhée, nouvelle cause de la perte de ses forces.

SECTION IV

Observation de l'auteur.

Le tableau qu'offre ma première observation est terrible; j'en fus effrayé moi-même la
première fois que je vis l'infortuné qui en est
le sujet, et sentis alors, plus que je n'avais fait
encore, la nécessité de montrer aux jeunes
gens toutes les horreurs du précipice dans
lequel ils se jettent volontairement.

L. D***, horloger, avait été sage et avait joui
d'une bonne santé jusqu'à l'âge de dix-sept ans.
A cette époque il se livra à la masturbation
qu'il réitérait tous les jours, souvent jusqu'à
trois fois; et l'éjaculation était toujours précédée et accompagnée d'une légère perte de
connaissance, et d'un mouvement convulsif
dans les muscles extenseurs de la tête, qui la
retiraient fortement en arrière, pendant que
le cou se gonflait extraordinairement. Il ne
s'était pas écoulé un an, qu'il commença à
sentir une grande faiblesse après chaque acte.
Cet avis ne fut pas suffisant pour le retirer du
bourbier; son âme déjà toute livrée à ces
ordures n'était plus capable d'autres idées; et
les réitérations de son crime devinrent tous
les jours plus fréquentes, jusqu'à ce qu'il se
trouvât dans un état qui lui fit craindre la mort.

Sage trop tard, le mal avait déjà fait tant de progrès, qu'il ne pouvait être guéri; et les parties génitales devaient être devenues si irritables et si faibles, qu'il n'était plus besoin d'un nouvel acte de la part de cet infortuné pour faire épancher la semence. L'irritation la plus légère procurait sur-le-champ une érection imparfaite, qui était immédiatement suivie d'une évacuation de cette liqueur, qui augmentait journellement sa faiblesse. Ce spasme, qu'il n'éprouvait auparavant que dans le temps de la consommation de l'acte, et qui cessait en même temps, était devenu habituel et l'attaquait souvent sans aucune cause apparente, et d'une façon si violente, que pendant tout le temps de l'accès, qui durait quelquefois quinze heures et jamais moins de huit, il éprouvait dans toute la partie postérieure du cou des douleurs si violentes, qu'il poussait ordinairement non pas des cris, mais des hurlements; et il lui était impossible, pendant tout ce temps-là, d'avaler rien de liquide ou de solide. Sa voix était devenue enrouée, mais je n'ai pas remarqué qu'elle le fût davantage dans le temps de l'accès. Il perdit totalement ses forces. Obligé de renoncer à sa profession, incapable de tout, accablé de misère, il languit presque sans secours pendant quelques mois; d'autant plus à plaindre, qu'un reste de mémoire, qui ne tarda pas à s'évanouir, ne servait qu'à lui rappeler sans cesse les causes de son malheur et à l'augmenter de toute l'horreur des remords. Ayant appris son état, je me

rendis chez lui. Je trouvai moins un être vivant,
qu'un cadavre gisant sur la paille, maigre,
pâle, sale, répandant une odeur infecte, presque
incapable d'aucun mouvement. Il perdait souvent par le nez un sang pâle et aqueux, une
bave lui sortait continuellement de la bouche;
attaqué de la diarrhée, il rendait ses excréments
dans son lit sans s'en apercevoir; le flux de
semence était continuel; ses yeux chassieux,
troubles, éteints, n'avaient plus la faculté de se
mouvoir; le pouls était extrêmement petit, vite
et fréquent; la respiration très gênée, la maigreur excessive, excepté aux pieds qui commen-
çaient à être œdémateux. Le désordre de l'esprit n'était pas moindre; sans idées, sans
mémoire, incapable de lier deux phrases, sans
réflexion, sans inquiétude sur son sort, sans
autre sentiment que celui de la douleur, qui
revenait avec tous les accès au moins tous les
trois jours. Etre bien au-dessous de la brute,
spectacle dont on ne peut pas concevoir l'horreur, on avait peine à reconnaître qu'il avait
appartenu autrefois à l'espèce humaine. Je par-
vins assez promptement, à l'aide des remèdes
fortifiants, à détruire ces violents accès spasmodiques, qui ne le rappelaient si cruellement
au sentiment que par les douleurs. Content de
l'avoir soulagé à cet égard, je discontinuai des
remèdes qui ne pouvaient pas améliorer son
état: il mourut au bout de quelques semaines,
en juin 1757, œdémateux par tout le corps.

Tous ceux qui se livrent à cette odieuse et
criminelle habitude ne sont pas aussi cruelle-

ment punis ; mais il n'en est point qui ne s'en ressente du plus au moins. La fréquence des actes, la variété des tempéraments, plusieurs circonstances étrangères occasionnent des différences considérables. Les maux que j'ai vus le plus souvent sont : 1° un dérangement total de l'estomac, qui s'annonce chez les uns par des pertes d'appétit ou par des appétits irréguliers ; chez les autres, par des douleurs vives, surtout dans le temps de la digestion, par des vomissements habituels, qui résistent à tous les remèdes tant que l'on reste dans ses mauvaises habitudes ; 2° un affaiblissement des organes de la respiration, d'où résultent souvent des toux sèches, presque toujours des enrouements, des faiblesses de voix, des essoufflements dès qu'on se donne un mouvement un peu violent ; 3° un relâchement total du système nerveux.

Il n'est pas nécessaire de connaître beaucoup l'économie animale pour sentir que ces trois causes peuvent produire toutes les maladies de langueur, et l'expérience prouve qu'elles les produisent tous les jours. Les premiers accidents qui en résultent dans les masturbateurs sont, outre ceux que je viens d'indiquer, une diminution considérable dans les forces, une pâleur plus ou moins considérable, quelquefois une légère jaunisse, mais continuelle ; souvent des boutons qui ne passent que pour faire place à d'autres, et se reproduire continuellement partout sur le visage, mais surtout au front, aux tempes et près du nez ; une maigreur considérable ; une sensibilité étonnante aux change-

ments des saisons, surtout au froid ; une langueur dans les yeux, un affaiblissement de la
vue ; une diminution considérable de toutes les
facultés, surtout de la mémoire. « Je sens bien,
« m'écrivait un patient, que cette funeste
« manœuvre m'a diminué la force des facultés,
« et surtout la mémoire[1]. » Qu'il me soit
permis d'insérer ici les fragments de quelques
lettres, qui réunis formeront un tableau assez
complet des désordres physiques que produit
la masturbation, et dont la langue dans laquelle
j'écrivais m'empêcha de faire usage dans la
première édition de cet ouvrage. « J'eus le
« malheur, comme bien d'autres jeunes gens
« (c'est dans l'âge mûr qu'il m'écrit), de me
« laisser aller à une habitude aussi pernicieuse
« pour le corps que pour l'âme ; l'âge aidé de
« la raison a corrigé depuis quelque temps ce
« misérable penchant, mais le mal est fait. A
« l'affection et sensibilité extraordinaire du
« système nerveux, et aux accidents qu'elle occa-
« sionne, se joignent une faiblesse, un malaise,
« un ennui, une détresse qui semblent m'as-
« siéger comme à l'envi ; je suis miné par une
« perte de semence presque continuelle ; mon
« visage devient presque cadavéreux, tant il
« est pâle et plombé. La faiblesse de mon corps
« rend tous mes mouvements difficiles ; celle
« de mes jambes est souvent telle, que j'ai
« beaucoup de peine à me tenir debout, et que
« je n'ose pas me hasarder à sortir de ma

1. En date du 15 septembre 1755.

« chambre. Les digestions se font si mal, que
« la nourriture se représente aussi en nature,
« trois ou quatre heures après l'avoir prise,
« que si je ne venais que de la mettre dans
« mon estomac. Ma poitrine se remplit de
« flegmes, dont la présence me jette dans un
« état d'angoisse, et l'expectoration dans un
« état d'épuisement. Voilà un tableau raccourci
« de mes misères, qui sont encore augmentées
« par la triste certitude que j'ai acquise, que le
« jour qui fuit sera encore plus fâcheux que le
« précédent. En un mot, je ne crois pas que
« jamais créature humaine ait été affligée de
« tant de maux que je le suis. Sans un secours
« particulier de la Providence, j'aurais bien de
« la peine à supporter un fardeau si pesant. »

Je lus en frémissant, dans la lettre d'un autre
malade, ces mots terribles, qui me rappelèrent
ceux de l'*Onania* : « Si la religion ne me rete-
« nait pas, j'aurais déjà terminé une vie d'au-
« tant plus cruelle, qu'elle l'est par ma propre
« faute. » Il n'est pas au monde, en effet, d'état
pire que celui de l'angoisse ; la douleur n'est
rien en comparaison ; et quand elle se joint à
une foule d'autres maux, il n'est point étonnant
qu'un malade désire la mort comme son plus
grand bien, et regarde la vie comme un malheur
réel, si l'on peut appeler vie un état aussi triste.

> Vivere quum nequeam, sit mihi posse mori ;
> Dulce mori miseris, sed mors optata recedit.

« Puisqu'il m'est impossible de vivre, qu'il me soit possible de mourir. Dans la misère, il est doux de mourir ;
mais on souhaite la mort, et la mort s'éloigne. »

La description suivante est plus courte et
moins terrible. « J'ai eu le malheur dès ma
« tendre jeunesse, je crois entre huit et dix ans,
« de contracter cette pernicieuse habitude, qui
« de bonne heure a ruiné mon tempérament ;
« mais surtout depuis quelques années je suis
« dans un accablement extraordinaire : j'ai les
« nerfs extrêmement faibles ; mes mains sont
« sans forces, toujours tremblantes et dans une
« sueur continuelle ; j'ai de violents maux d'es-
« tomac, des douleurs dans les bras, dans les
« jambes, quelquefois aux reins et à la poitrine,
« souvent de la toux ; mes yeux sont toujours
« faibles et cassés, mon appétit est dévorant ;
« et cependant je maigris beaucoup et j'ai tous
« les jours plus mauvais visage. » On verra
dans la section du traitement le succès des
remèdes dans ce cas. Je ne détaillerai pas la
cure du premier, à cause de sa longueur. « La
« nature, écrivait un troisième, m'ouvrit les
« yeux sur la cause de la langueur dans laquelle
« je me trouvais, et sur le danger de l'abîme
« où je me précipitais, soit par des boutons ou
« vésicules qui survenaient à la partie qui ser-
« vait d'instrument à mon crime, soit aussi par
« la faiblesse que j'éprouvais au milieu du
« crime même, et qui ne me permettait pas de
« douter quelle était sa cause. » Un autre
me marqua « qu'il éprouvait pendant cet acte
« une douleur au visage, semblable à celle que
« l'on aurait sentie si on y eût appliqué des
« épingles. Les premiers symptômes maladifs
« furent beaucoup de boutons au visage, à la

« poitrine et aux reins, avec une inquiétude
« générale et continuelle; bientôt l'affaiblisse-
« ment du corps et surtout des facultés le jeta
« dans une profonde mélancolie et l'état le plus
« horrible et le plus indéfinissable : il a été
« pendant sept ans incapable de toute appli-
« cation, et sans jouir d'un seul instant de
« bonheur. Je ne vivais, dit-il, que pour l'an-
« goisse, l'inquiétude, l'agitation la plus
« cruelle, les resserrements les plus affreux,
« et un étourdissement si terrible, que lors-
« qu'on me parlait je n'entendais quelquefois
« que des sons auxquels je n'attachais aucune
« idée. J'avais des douleurs vives au cerveau,
« au cou, et de la roideur dans tout le corps. »

Je pourrais ajouter ici un grand nombre
de relations de maladies pour lesquelles j'ai
été consulté depuis la seconde édition de cet
ouvrage; mais ce seraient des répétitions inutiles, et je me borne à deux ou trois des plus
récentes.

Un homme, qui est dans la fleur de son âge,
m'écrivait il n'y a que peu de jours : « J'ai con-
« tracté fort jeune une affreuse coutume qui a
« ruiné ma santé; je suis accablé d'embarras
« et de tournoiements de tête qui m'ont fait
« craindre l'apoplexie et pour lesquels on m'a
« saigné; mais on s'aperçut d'abord que l'on
« avait eu tort. J'ai la poitrine serrée et par
« conséquent la respiration gênée; j'ai fré-
« quemment des douleurs d'estomac et je
« souffre successivement presque dans tout le
« corps; je suis tout le jour assoupi et inquiet;

« pendant la nuit mon sommeil est troublé et
« agité, et il ne me répare point ; j'ai souvent
« des démangeaisons ; je suis pâle ; j'ai les yeux
« affaiblis et douloureux, le teint jaune, la
« bouche mauvaise, etc. »

« Je ne puis faire, m'écrivait un second,
« deux cents pas sans me reposer ; ma fai-
« blesse est extrême ; j'ai des douleurs conti-
« nuelles dans tout le corps, mais surtout
« dans les épaules ; je souffre beaucoup des
« maux de poitrine ; j'ai conservé de l'appétit,
« mais c'est un malheur, puisque j'ai des dou-
« leurs d'estomac dès que j'ai mangé, et que
« je rends tout ce que je mange : si je lis une
« page ou deux, mes yeux se remplissent de
« larmes et me font souffrir ; j'ai souvent des
« soupirs très involontaires. *Filo xylino flac-*
« *cidius veretrum, omnisque erectionis im-*
« *potens, semen quidem manu sollicitatum,*
« *effluere sinit, nequaquam vero ejaculat,*
« *adeo cœterum imminutum et retractatum, ut*
« *oculi de sexu vix judicare possint.* »

« Le pénis, plus flasque qu'un filament et incapable de
toute érection, laisse, il est vrai, la liqueur séminale
s'écouler dans la masturbation, mais l'éjaculation est
nulle ; l'organe est si réduit, si rétracté que, à première
vue, il est difficile de distinguer le sexe. »

On trouvera des détails et les succès du
traitement dans la suite de cet ouvrage ; je les
donnerai, parce que c'est le plus affaibli et le
plus docile des malades que j'ai vus.

Un troisième, qui s'était livré à cette horri-

ble manœuvre à l'âge de douze ans, paraissait
plus attaqué dans les facultés intellectuelles
que dans la santé corporelle. « Je sens ma
« chaleur diminuer sensiblement; le senti-
« ment est considérablement émoussé chez
« moi; le feu de l'imagination extrêmement
« ralenti, le sentiment de l'existence infini-
« ment moins vif; tout ce qui se passe à pré-
« sent me paraît presque un songe; j'ai plus
« de peine à concevoir et moins de présence
« d'esprit; en un mot, je me sens dépérir,
« quoique je conserve du sommeil, de l'ap-
« pétit, et assez bon visage. »
Une suite qui n'est pas rare, c'est l'hypocondrialgie; et si les hypocondriaques se
livrent à cette pratique, elle empire tous les
accidents du mal et le rend totalement incurable. J'ai vu les inquiétudes, les agitations,
les anxiétés les plus cruelles, être l'effet de
ces deux causes réunies; et des observations
réitérées m'ont prouvé que dans les hypocondriaques qui sont sujets à avoir quelquefois
des attaques de délire ou de manie, la masturbation hâte toujours les accès. Le cerveau
affaibli par cette double cause perd successivement toutes ses facultés; et les malades
tombent enfin dans une imbécillité qui n'est
suspendue que par quelques attaques de fré-
nésie. Les *Mémoires des Curieux de la Nature*
parlent d'un homme mélancolique, qui, suivant le conseil d'Horace, cherchait quelquefois
à dissiper ses tristesses par le vin, et qui,
s'étant trop livré à un autre genre de plaisirs

dans les premiers jours d'un second mariage, tomba dans une manie si terrible qu'il fallut l'enchaîner [1].

Jakin nous a conservé, dans ses Commentaires sur Rhazès, l'histoire d'un mélancolique que des excès dans le même genre jetèrent dans une consomption accompagnée de manie, et qui le tuèrent en peu de jours [2].

On sait que les paroxysmes épileptiques, accompagnés d'une effusion de liqueur séminale, laissent plus d'épuisement encore et surtout plus d'étourdissement que les autres. Le coït excite les accès du mal dans ceux qui y sont sujets, et c'est à cette cause que M. van Swieten attribue le grand accablement dans lequel les malades tombent, si les accès sont fréquents [3]. M. Didier avait connu un marchand de Montpellier qui ne sacrifiait jamais à Vénus, sans avoir aussitôt après une attaque d'épilepsie [4].

Galien rapporte une observation semblable [5], et Henri van Heers témoigne la même chose [6]. J'ai eu occasion de m'en convaincre moi-même. M. van Swieten a connu un épileptique qui fut attaqué de l'accès la nuit de ses noces [7]. M. Hoffmann connaissait une femme très lubrique, qui avait le plus souvent un

1. Decur., II, an. 4, obs. 166, p. 327.
2. Scheuckius : l. I, obs. 2. *De mania*, p. 152.
3. § 1077, t. III, p. 429.
4. *Quæst. medic. an epilepsiæ mercurius vitæ.*
5. *De locis affectis*, l. V, c. vi.
6. *Observationes medicæ oppido varæ*, obs. 18.
7. § 1075, t. III, p. 41.

accès d'épilepsie après chaque acte vénérien.
On peut placer ici ce que dit M. Boerhaave,
dans son *Traité des maladies des nerfs*, que
dans l'ardeur vénérienne tous les nerfs sont
affectés, quelquefois jusqu'à mort. Il rapporte
l'exemple d'une femme qui tombait à chaque
coït dans une syncope assez longue, et celui
d'un homme qui mourut dans le premier coït;
la force du spasme l'avait jeté sur-le-champ
dans une paralysie totale[1]. Et je trouve dans
l'excellent ouvrage dont M. de Sauvages vient
d'enrichir la médecine l'observation très singulière, et peut-être unique, d'un homme qui,
au milieu de l'acte, était attaqué (et le mal a
duré douze ans) d'un spasme qui lui roidissait
tout le corps avec perte de sentiment et de
connaissance. *Ita ut illum, præ oneris impoten-
tia, in alteram lecti partem excutere cogeretur
uxor; et evacuatio spermatis lenta flaccidoque
veretro demum succedebat, remittente corporis
rigiditate*[2].

« Si bien que, accablée sous son poids, sa femme était
obligée de le rejeter dans l'autre côté du lit; l'évacuation
de la semence se faisait enfin, mais lentement, le pénis
restant flasque : c'est la roideur du corps qui la produisait. »

Je connais plusieurs faits analogues; M. de
Haller en a indiqué un grand nombre dans ses
remarques sur les *Instituts* de Boerhaave[3],

1. *De Morb. nerv.*, p. 462.
2. *Nosologia methodica, seu Classes morborum*, t. V, p. 230.
3. Ad § 658, n. s. * t. V, p. 446.

et l'on en trouve plusieurs autres chez les observateurs.

On a vu plus haut que la masturbation engendrait l'épilepsie, et cela arrive plus souvent peut-être qu'on ne le croit : est-il étonnant que ces actes rappellent les accès, comme je l'ai vu plus d'une fois dans ceux qui y sont déjà sujets? Est-il étonnant qu'elle rende cette maladie incurable?

Cette rigidité totale de tout le corps, dont parle M. Boerhaave, est un des symptômes les plus rares; je ne l'avais vu qu'une fois, quand on imprima la dernière édition de cet ouvrage, mais dans le degré le plus complet. Le mal avait commencé par une roideur du cou et de l'épine; il gagna successivement tous les membres; et je vis cet infortuné jeune homme, quelque temps avant sa mort, ne pouvant avoir d'autre situation que d'être couché à la renverse dans un lit, sans pouvoir remuer ni les pieds ni les mains, incapable de tout autre mouvement, et réduit à ne prendre d'aliments que ceux qu'on lui mettait dans la bouche : il vécut quelques semaines dans ce triste état, et mourut, ou plutôt s'éteignit, presque sans souffrance.

J'ai vu depuis un autre exemple terrible de cette rigidité totale et mortelle, qui mérite bien d'être rapporté. Je fus demandé le 10 février 1760, pour voir, à la campagne, un homme de quarante ans, qui avait été très fort et très robuste, mais qui avait fait beaucoup d'excès en femmes et en vin, et qui s'était

souvent exercé à ce qu'on appelle des tours de
force. Son mal avait commencé, il y avait plusieurs mois, par une faiblesse dans les jambes
qui le faisait chanceler en marchant, comme
s'il avait trop bu ; il tombait quelquefois, même
en se promenant dans la plaine ; il ne pouvait
descendre les degrés qu'avec beaucoup de
peine, et il n'osait presque plus sortir de son
appartement. Ses mains tremblaient beaucoup ;
il ne pouvait écrire quelques mots qu'avec
beaucoup de difficulté, et il écrivait très mal ;
mais il dictait aisément, quoique sa langue,
qui n'avait jamais eu une grande volubilité,
commençât à en avoir un peu moins. Sa mémoire le servait bien ; et la seule chose qui
pût faire soupçonner quelque lésion dans les
facultés, c'est qu'il était moins attentif au *jeu
de dames*, et que sa physionomie était changée ;
il avait de l'appétit, et il dormait, mais il avait
un peu de peine à se tourner dans son lit.

Il me parut que les excès en femmes et en
vin étaient la cause première du mal ; et je
pensai que les tours de force qu'il avait
souvent faits pouvaient être la cause de ce
que les muscles étaient plus particulièrement
attaqués. La saison était peu favorable aux
remèdes, mais il fallait cependant chercher à
arrêter les progrès du mal. Je lui conseillai
des frictions de tout le corps avec de la flanelle
et quelques fortifiants ; je me proposais d'en
augmenter les doses, et de leur joindre l'usage
du bain froid, dans le commencement de l'été.
Au bout de quelques semaines, le tremble-

ment des mains paraissait un peu diminué. Il
y eut une consultation au mois d'avril : on
attribua le mal à ce que le malade avait écrit
pendant quelques mois, il y avait deux ans,
dans une chambre nouvellement recrépie : on
employa des bains tièdes, des frictions grais-
seuses, des poudres qu'on dit être diaphoréti-
ques et antispasmodiques : il ne survint aucun
changement. Au mois de juin, une seconde
consultation décida qu'il irait prendre les eaux
de Leuk, en Valais : au retour il avait plus
de tremblement et plus de roideur. Depuis
lors (septembre 1760), jusqu'au mois de janvier 1764, je ne l'ai revu que trois ou quatre
fois. En 1762, sur la foi de je ne sais quelle
annonce, il fit venir de Francfort les remèdes
de l'*Onania*, qui n'opérèrent rien. Il en prit,
l'année dernière, d'un médecin étranger avec
aussi peu de succès. Le mal a fait, dès le commencement, des progrès lents mais journa-
liers, et plusieurs mois avant sa mort il ne
pouvait plus remuer seul les bras ni les mains.
L'embarras de la langue augmenta, et il perdit
tellement la voix, qu'on ne pouvait l'entendre
qu'avec beaucoup de peine ; les muscles extenseurs de la tête la laissaient continuellement
tomber sur la poitrine ; il avait toujours de
l'inquiétude dans les reins ; le sommeil et
l'appétit diminuèrent successivement : les
derniers mois de sa vie il avait beaucoup de
peine à avaler ; depuis Noël il survint de l'op-
pression, avec une fièvre irrégulière ; les yeux
s'éteignirent singulièrement. Il passait, quand

je le revis au mois de janvier, tout le jour et
une grande partie de la nuit sur un fauteuil,
penché en arrière, les jambes étendues sur
une chaise, la tête tombant à chaque instant
sur la poitrine, ayant toujours une personne
debout auprès de lui, sans cesse occupée à le
changer d'attitude, à lui relever la tête, à l'ali-
menter, à lui donner du tabac, à le moucher,
et à écouter attentivement tout ce qu'il disait.
Les derniers jours de sa vie, il était réduit à
prononcer lettre par lettre, et on les écrivait à
mesure qu'il les prononçait. Voyant que je ne
lui donnais aucune espérance, et que je n'em-
ployais que quelques lénitifs pour l'oppres-
sion et la fièvre, pressé par le désir de vivre,
il fit à un de ses amis, pour venir me la faire
de suite, la confidence de la cause à laquelle
il attribuait tous ses maux, en lui avouant que
c'était la masturbation ; qu'il avait commencé
cette infâme manœuvre il y avait plusieurs
années ; qu'il l'avait continuée aussi longtemps qu'il avait pu, et qu'il avait senti croître
ses maux à mesure qu'il s'y livrait. Il me
confirma cet aveu quelques jours après ; et
c'est ce qui l'avait déjà déterminé à employer
les remèdes de l'*Onania*.

L'excès dans les plaisirs de l'amour ne produit pas seulement des maladies de langueur ;
il jette quelquefois dans les maladies aiguës,
et toujours il dérange celles qui dépendent
d'une autre cause ; il produit très aisément la
malignité, qui n'est, selon moi, que le défaut
de force dans la nature. Hippocrate nous a déjà

laissé, dans ses *Histoires des maladies épidémiques*, l'observation d'un jeune homme qui, après des excès vénériens et alcooliques, fut attaqué d'une fièvre accompagnée des symptômes les plus fâcheux, les plus irréguliers, et enfin mortelle [1].

Tout ce que dit M. Hoffmann sur cette matière mérite d'être rapporté. Après avoir parlé des dangers des plaisirs de l'amour pour les blessés, il examine celui que courent les personnes qui ont la fièvre en s'y livrant, et commence par citer une observation de Fabrice de Hilden, qui dit qu'un homme ayant eu commerce avec une femme, le dixième jour d'une pleurésie qui avait été déterminée le septième par des sueurs abondantes, il fut attaqué par une forte fièvre et un tremblement considérable, et mourut le treizième jour. Il donne ensuite l'histoire d'un homme de cinquante ans, goutteux et livré aux femmes et au vin, qui, dans les premiers jours de convalescence d'une fausse pleurésie, fut attaqué, immédiatement après le coït, d'un tremblement général, avec une rougeur excessive au visage, la fièvre, et tous les symptômes de la maladie dont il relevait, mais beaucoup plus violemment que la première fois, et il fut dans un bien plus grand danger. Il parle d'un homme qui ne se livrait jamais à des excès vénériens, sans avoir une fièvre d'accès pendant plusieurs jours. Il finit par une observation de Bartholin, qui vit

1. *Epid.*, l. III, sect. 3, æg. 16. Foës, p. 1117.

un nouveau marié attaqué le lendemain de ses
noces, après des excès conjugaux, d'une fièvre
aiguë, avec un grand abattement, des défaillances, des soulèvements d'estomac, une soif
immodérée, des rêveries, l'insomnie et beaucoup d'inquiétudes ; il guérit par le repos et
quelques fortifiants [1].

N. Chesneau vit deux jeunes mariés attaqués, la première semaine de leur noce, d'une
violente fièvre continue, avec une rougeur et
un gonflement considérable du visage : l'un
des deux éprouvait une violente douleur à l'ex-
trémité de l'épine dorsale : ils succombèrent
l'un et l'autre au bout de peu de jours [2].

M. Vandermonde décrit une fièvre produite
par la même cause, qui fut aussi très longue et
accompagnée des accidents les plus effrayants,
mais dont l'issue fut plus heureuse que dans le
malade d'Hippocrate. Je ne rapporterai pas ici
la description qu'il en donne, parce qu'elle est
un peu longue, mais je conseille aux médecins
de la lire dans l'ouvrage même, qui aujour-
d'hui se trouve partout ; je parlerai plus bas
du traitement. M. de Sauvages peint cette maladie sous le nom de *fièvre ardente des épuisés* :
le pouls est tantôt fort et plein, tantôt faible et
petit ; les urines sont rouges, la peau sèche et
chaude, la soif considérable ; ils ont des nausées, et ne peuvent point dormir [3].

J'ai vu, en 1761 et 1762, deux jeunes

1. *De morb. ex nim. vener.*, § 20, 21.
2. Nic. Chesneau. *Observ. medic. lib. quinque*, l. V, obs. 36, 37.
3. *Nosolog.*, t. II, p. 262.

hommes très sains, très forts, très vigoureux, qui furent attaqués l'un le lendemain, l'autre la seconde nuit de leurs noces, sans aucun frisson, d'une fièvre très forte, avec le pouls vite et dur, des rêveries, beaucoup de légers mouvements convulsifs, une inquiétude insoutenable, et la peau très sèche; le second avait une soif ardente, et beaucoup de peine à uriner. Je pensai d'abord que l'excès du vin pouvait aussi avoir quelque part à ces accidents, mais je fus pleinement dissuadé, au moins pour le second. Ils furent guéris l'un et l'autre au bout de deux jours; circonstance qui, jointe à l'époque de la maladie et à ses caractères, ne laisse aucun doute sur sa cause.

De tristes observations m'ont appris que les maladies aiguës, dans les masturbateurs, étaient très dangereuses; leur marche est ordinairement irrégulière, leurs symptômes bizarres, leurs périodes dérangées. On ne trouve point de ressources dans le tempérament, l'art est obligé de tout faire; et comme il ne procure jamais de crises parfaites, quand, après beaucoup de peine, la maladie est surmontée, le malade reste dans un état de langueur plutôt que de convalescence, qui exige une continuation de soins les plus assidus pour empêcher qu'il ne tombe dans quelque maladie chronique; et je vois que Fonseca avait déjà averti de ce danger. Plusieurs jeunes gens, dit-il, même très robustes, après des excès avec les femmes, dans une même nuit, ou sont pris d'une fièvre aiguë qui les tue, ou tombent dans

des maladies fâcheuses dont ils ont beaucoup
de peine à guérir ; car, quand le corps est affaibli par des excès vénériens, s'il est attaqué par
quelque maladie aiguë, il n'y a point de remède [1].

Un jeune garçon qui n'avait pas encore seize
ans s'était livré à la masturbation avec tant de
fureur, qu'enfin, au lieu de sperme, il n'avait
amené que du sang, dont la sortie fut bientôt
suivie de douleurs excessives et d'une inflammation de tous les organes de la génération.
Je me trouvais par hasard à la campagne : on
me consulta. J'ordonnai des cataplasmes extrêmement émollients, qui produisirent l'effet que
j'en attendais ; mais j'ai appris depuis qu'il
était mort peu de temps après de la petite
vérole ; et je ne doute point que les atteintes
qu'il avait portées à son tempérament par ses
infâmes fureurs n'aient beaucoup contribué à
rendre cette maladie mortelle. Quelle leçon
pour les jeunes gens !

Tous ceux qui ont occasion de traiter le mal
vénérien savent que, dans les sujets usés par
la fréquence des débauches, il devient souvent
mortel. J'en ai eu sous les yeux les plus tristes
exemples.

M. Morgagni dit que de trop fréquentes idées
vénériennes suffisent même pour produire des
varicocèles et des hydrocèles, qui sont souvent
des maladies fâcheuses.

1. *De Sanitate tuenda*, p. 110.

Suites de la masturbation chez les femmes.

Les observations précédentes paraissent toutes, si l'on en excepte celle de M. Stehelin, regarder principalement les hommes ; ce serait traiter incomplètement cette matière que de ne pas avertir le sexe, qu'en courant la même carrière de mauvaises œuvres, il s'expose aux mêmes dangers ; que plus d'une fois il s'est attiré tous les maux que je viens de décrire, et que tous les jours les femmes livrées à cette luxure périssent misérablement ses victimes. L'*Onania* anglais est rempli d'aveux qu'on ne lit point sans être saisi d'horreur et de compassion ; le mal paraît même avoir plus d'activité dans le sexe que chez les hommes. Outre tous les symptômes que j'ai déjà rapportés, les femmes sont plus particulièrement exposées à des accès d'hystérie ou de vapeurs affreux ; à des jaunisses incurables ; à des crampes cruelles de l'estomac et du dos, de vives douleurs de nez ; à des pertes blanches, dont l'âcreté est une source continuelle de douleurs les plus cuisantes ; à des ulcérations de matrice, et à toutes les infirmités que ces deux maux entraînent ; à des prolongements et à des dartres du clitoris ; à des fureurs utérines qui, leur enle-

vant à la fois la pudeur et la raison, les mettent au niveau des brutes les plus lascives,
jusqu'à ce qu'une mort désespérée les arrache
aux douleurs et à l'infamie.

Le visage, ce miroir fidèle de l'état de l'âme
et du corps, est le premier à nous faire apercevoir des dérangements intérieurs. L'embonpoint et le coloris, dont la réunion forme cet
air de jeunesse qui seul peut tenir lieu de
beauté, sans lequel la beauté ne produit plus
d'autre impression que celle d'une admiration
froide, l'embonpoint, dis-je, et le coloris dispa-
raissent les premiers ; la maigreur, le plombé
du teint, la rudesse de la peau, leur succèdent
immédiatement ; les yeux perdent leur éclat,
se ternissent, et peignent par leur langueur
celle de toute la machine ; les lèvres perdent
leur vermillon, les dents leur blancheur, et
enfin il n'est pas rare que le physique reçoive un
échec considérable par la déformation totale
de la taille. Le *rachitisme*, ce qu'on appelle
communément la nouüre, n'est pas une maladie qui, comme l'a écrit le grand Boerhaave,
n'attaque jamais après l'âge de trois ans. On
voit communément des jeunes gens de l'un et
de l'autre sexe, mais surtout parmi les femmes,
qui, après avoir été bien faits jusqu'à 8, 10, 12,
14, même 16 ans, tombent peu à peu dans un
dérangement de la taille par la courbure de
l'épine, et le désordre devient quelquefois très
considérable. Ce n'est pas ici la place des détails de cette maladie, ni de l'énumération des
causes qui la produisent. Hippocrate en a déjà

indiqué deux [1]. J'aurai peut-être occasion de communiquer dans un autre ouvrage ce que plusieurs observations m'ont appris là-dessus; mais ce que je dois dire ici, c'est que, parmi ces causes, la masturbation occupe un des premiers rangs [2].

M. Hoffmann avait déjà dit que les jeunes gens qui se livrent aux plaisirs de l'amour avant d'avoir achevé leur croissance maigrissaient et décroissaient au lieu de croître [3]; et l'on sent qu'une cause qui peut empêcher l'accroissement doit à plus forte raison en troubler l'ordre et produire ces inégalités dans sa marche, qui contribuent à la maladie dont je parle.

Un symptôme commun aux deux sexes, et que je place dans cet article parce qu'il est plus fréquent chez les femmes, c'est l'indifférence que cette infâme pratique laisse pour les plaisirs légitimes du mariage, lors même que les désirs et les forces ne sont pas éteints : indifférence qui non seulement fait bien des célibataires, mais qui souvent poursuit jusque dans le lit nuptial. Une femme avoue, dans la collec-

---

1. *Aphor*, sect. 6, 46.

2. On trouve, dans les collecteurs d'observations chirurgicales, quelques exemples de maladies affreuses de la vessie chez de jeunes filles qui se les étaient attirées par leurs odieuses manœuvres; les instruments qu'elles employaient leur ayant échappé, passèrent dans la vessie et leur occasionnèrent des douleurs atroces et la mort. Morgagni, *de Sedib, et caus. morbor epist.*, 42, § 19 et 20.

3. *De ætate conjugio opportuna*, 10, supplem, secund., p. 340. Toute cette dissertation mérite d'être lue, quoiqu'elle pût être mieux faite.

tion du docteur Bekkers, que cette manœuvre a pris tant d'empire sur ses sens, qu'elle déteste les moyens légitimes d'amortir l'aiguillon de la chair. Je connais un homme qui, instruit à ces abominations par son précepteur, éprouva le même dégoût dans les commencements de son mariage ; et l'angoisse de cette situation, jointe à l'épuisement dû à ses manœuvres, le jeta dans une profonde mélancolie, qui céda cependant à l'usage des remèdes nervins et fortifiants.

Avant d'aller plus loin, qu'on me permette d'inviter les pères et les mères à réfléchir sur l'occasion du malheur de ce dernier malade, et il en est plus d'un dans le même cas. Si l'on peut être trompé à ce point dans le choix de ceux à qui l'on confie le soin important de former l'esprit et le cœur des jeunes gens, que ne doit-on pas craindre et de ceux qui n'étant destinés qu'à développer leurs talents corporels sont examinés moins rigoureusement sur les mœurs, et des domestiques qu'on engage souvent sans s'informer s'ils en ont? Le jeune enfant dont j'ai parlé d'après M. Rast fut instruit au mal, comme on l'a vu, par une servante ; la collection anglaise est pleine d'exemples pareils, et je ne pourrais produire qu'un trop grand nombre de jeunes plantes perdues par le jardinier auquel on avait confié le soin de leur direction. Il est, dans cette espèce de culture, des jardiniers de deux sexes. Quels remèdes, me dira-t-on, à ces maux? La réponse sort de ma sphère ; je la

ferai courte. Apporter la plus grande attention
au choix d'un précepteur, et veiller sur lui et
sur son élève avec cette vigilance qui, dans un
père de famille attentif et éclairé, découvre ce
qui se fait dans les endroits les plus obscurs
de sa maison ; cette vigilance qui découvre le
bois du cerf échappé à tous les autres yeux, et
qui est toujours possible quand on veut fortement l'avoir.

Docuit enim fabula dominum videre plurimum in
rebus suis.   PHÆD.

« En effet, la fable a montré que c'est le maître qui
voit le plus clair dans ses affaires. »

Ne laisser jamais les jeunes gens seuls avec
les maîtres suspects ; empêcher tout commerce
avec les domestiques.

Il n'y a pas longtemps qu'une jeune fille de
dix-huit ans, qui avait joui d'une très bonne
santé, tomba dans une faiblesse étonnante :
ses forces diminuaient journellement ; elle était
tout le jour accablée par l'assoupissement, et
la nuit par l'insomnie ; elle n'avait plus d'appétit, et une enflure œdémateuse s'était répan-
due par tout le corps. Elle consulta un habile
chirurgien qui, après s'être assuré qu'il n'y
avait point de dérangement dans les règles,
soupçonna la masturbation. L'effet que produisit sa première question lui confirma la
justesse de son soupçon, et l'aveu de la malade
le changea en certitude. Il lui fit sentir le danger de cette manœuvre, dont la cessation et

quelques remèdes ont arrêté en très peu de
jours les progrès du mal, et produit même
quelque amendement.

Outre la masturbation ou la souillure ma-
nuelle, il est une autre souillure qu'on pourrait appeler *clitoridienne*, dont l'origine connue
remonte jusqu'à la seconde Sapho,

Lesbides, infamem quæ me fecistis, amatæ;

« Filles de Lesbos, qui m'avez rendue infâme, filles ai-
mées; »

et qui, trop commune parmi les femmes de
Rome à l'époque où toutes les mœurs s'y
perdirent, fut plus d'une fois l'objet des épi-
grammes et des satires de ce siècle :

Lenonum ancillas posita Laufella corona
Provocat, et tollit pendentis præmia coxæ,
Ipsa Medullinæ frictum crissantis adorat,
Palmam inter dominas virtus natalibus æquat [1].

« Laufella, pour obtenir la couronne offerte à la lubricité, provoque de viles courtisanes, et remporte le prix.
A son tour, elle rend hommage aux fureurs de Médullina. Celle qui triomphe dans ce conflit est regardée
comme la plus noble. »

La nature, dans ses jeux, donne à quelques
femmes une demi-ressemblance aux hommes,
qui, mal examinée, a fait croire pendant bien
des siècles à la chimère des hermaphrodites.
La taille surnaturelle d'une partie très petite

[1]. Juven., Sat. VI, v. 320.

à l'ordinaire, et sur laquelle M. Tronchin a donné une savante dissertation, opère tout le miracle; et l'abus odieux de cette partie, tout le mal. Glorieuses peut-être de cette ressemblance, il s'est trouvé de ces imparfaites qui se sont emparées des fonctions viriles [1]. Le danger n'est cependant pas moindre que dans les autres moyens de souillure; les suites en sont également affreuses. Toutes ces routes mènent à l'épuisement, aux langueurs, aux douleurs, à la mort. Ce dernier genre mérite d'autant plus d'attention, qu'il est fréquent de nos jours, et qu'il serait aisé de trouver plus d'une Laufella et d'une Médullina, qui, comme ces Romaines, estiment assez les dons de la nature, pour croire qu'ils doivent faire disparaître les différences arbitraires de la naissance.

On a vu souvent des femmes aimer des filles avec autant d'empressement que les hommes les plus passionnés, concevoir même la jalousie la plus vive contre ceux qui paraissaient avoir de l'affection pour elles.

Il est temps de finir de si tristes détails, je me lasse de peindre les turpitudes et les mi-

---

1. *Illas dixit Græcia* TRIBADES, *Gallis dicuntur* RIBAUDES : *monstrum, quotidie nascens, et cui eo confidentius sese tradunt puellæ, quod abest fœcunditas, et, ut dixit* JUVENALIS,
Quod abortivo non est opus.

« En Grèce, on les appelait *Tribades*; en Gaule, on les appelle *Ribaudes :* c'est un monstre qui renaît chaque jour et auquel les filles s'abandonnent avec d'autant plus de confiance qu'il n'en résulte pas de fécondité, et que, comme l'a dit Juvénal, on n'a pas à recourir à l'avortement. »

sères de l'humanité. Je n'accumulerai pas ici
un plus grand nombre de faits; ceux qui me
restent trouveront naturellement leur place
ailleurs; et je passe à l'examen des causes,
après cette observation générale : c'est que les
jeunes gens nés avec une constitution faible
ont, à parité de crimes, bien plus de maux à
redouter que ceux qui sont nés vigoureux.
Aucun n'évite le châtiment, tous ne l'éprouvent pas également sévère. Ceux surtout qui
ont à craindre l'hérédité de quelques maladies
paternelles ou maternelles, qui sont menacés de
la goutte, du calcul, de l'étisie, des écrouelles,
qui ont eu quelques atteintes de toux, d'asthme,
de crachements de sang, de migraines, d'épilepsie, qui ont du penchant à cette espèce
de nouûre dont j'ai parlé plus haut; tous ces
infortunés, dis-je, doivent être intimement
persuadés que chaque acte de ces débauches
porte une forte atteinte à leur constitution,
hâte à coup sûr l'apparition des maux qu'ils
craignent, en rendra les accès infiniment plus
fâcheux. et les jettera, à la fleur de l'âge, dans
toutes les infirmités d'une vieillesse la plus
languissante.

Tartareas vivum constat inire vias.

« On le voit, c'est tout vivant prendre le chemin du
Tartare. »

ARTICLE II

LES CAUSES

SECTION VI

Importance de la liqueur séminale.

Comment une très grande émission de semence produit-elle tous les maux que je viens
de décrire? c'est ce que je dois examiner
actuellement. On peut réduire ces causes à
deux, la privation de cette liqueur, et les circonstances qui en accompagnent l'émission.
Le détail anatomique des organes qui la séparent, les conjectures plus ou moins probables
sur la façon dont se fait cette séparation, les
observations sur ses qualités sensibles, seraient
autant d'objets déplacés dans cet ouvrage. Il
ne s'agit que de prouver son utilité par les
témoignages des médecins les plus respectables : j'en ai déjà rapporté quelques-uns; et
de déterminer ses effets sur le corps. La section suivante sera destinée à l'examen des
effets que doivent produire les circonstances
qui accompagnent l'émission.

Hippocrate a cru qu'elle se séparait de tout
le corps, mais surtout de la tête. La semence
de l'homne vient, dit-il, de toutes les humeurs
de son corps, elle en est la partie la plus importante. Ce qui le prouve, c'est la faiblesse
qu'éprouvent ceux qui en perdent par l'union
charnelle, quelque petite que soit la dose qu'ils
en perdent. Il y a des veines et des nerfs qui,
de toutes les parties du corps, vont se rendre
aux parties génitales. Quand celles-ci se trouvent remplies et échauffées, elles éprouvent un
prurit qui, se communiquant dans tout le corps,
y porte une impression de chaleur et de plaisir ; les humeurs entrent dans une espèce de
fermentation qui en sépare ce qu'il y a de plus
précieux et de plus balsamique ; et cette partie,
ainsi séparée du reste, est portée par la moelle
de l'épine aux organes génitaux [1]. Galien
adopte ces idées. *Cette humeur*, dit-il, *n'est que
la partie la plus subtile de toutes les autres ;
elle a ses veines et ses nerfs qui la portent de
tout le corps aux testicules* [2]. *En perdant
la semence*, dit-il ailleurs, *on perd en même
temps l'esprit vital ; ainsi il n'est point étonnant qu'un coït trop fréquent énerve, puisqu'il
prive le corps de ce qu'il a de plus pur* [3]. Le même
auteur nous a conservé, dans son *Histoire de la
Philosophie*, les opinions de différents philosophes anciens sur ce sujet : qu'on me permette de
les rapporter ici. Aristote, dont les ouvrages

1. *De genitura*, Foës, p. 231.
2. *De spermate*, l. l, c. l, t. VIII, p. 135.
3. *De semine*, t. l, c. xxv, t. l, p. 1281.

physiques seront estimés tant qu'on connaîtra
le prix des observations et le mérite et la difficulté qu'il y a à en ouvrir la carrière, l'appelle
l'*excrément du dernier aliment* (ce qui signifie,
en termes plus clairs, la partie la plus perfec-
tionnée de nos aliments), *qui a la faculté de
reproduire des corps semblables à celui qui l'a
produit*. Pythagore dit que c'est *la fleur du sang
le plus pur*. Alcmæon son élève, physicien et
médecin distingué, l'un des premiers qui aient
connu l'importance de disséquer les animaux,
et celui des philosophes païens qui paraît avoir
eu les idées les plus vraies sur la nature de l'âme ;
Alcmæon, dis-je, la regardait comme *une por-
tion du cerveau ;* et il n'y a que deux ou trois
ans qu'un médecin célèbre a adopté et amplifié
ce système. Il indique les passages par lesquels
le cerveau va aux testicules, qu'il regarde comme
des ganglions et non pas comme des glandes, et
c'est par la dissipation du cerveau qu'il explique
tous les phénomènes de l'épuisement vénérien.

Platon envisageait cette liqueur comme *un
écoulement de la moelle de l'épine*. Démocrite
pensait comme Hippocrate et Galien. Epicure,
cet homme respectable, qui a connu mieux que
personne que l'homme n'était heureux que par
les plaisirs, mais qui, en même temps, a fixé ces
plaisirs par des règles que le héros chrétien ne
désavouerait pas ; Épicure, dont la doctrine a été
si cruellement défigurée et dénigrée par les stoï-
ciens, que ceux qui ne l'ont connue que par leur
interprétation s'y sont laissé tromper et ont pris
pour un débauché, dit Fénelon, un homme d'une

continence exemplaire et dont les mœurs ont
toujours été très réglées, j'ajouterai, dont les
principes sont la censure la plus sévère des dog-
mes de ses prétendus sectateurs modernes, qui,
ne connaissant de lui que son nom, en abusent
indignement pour autoriser des systèmes d'infamie qu'il abhorrerait, et dont les sages qui aiment le vrai ne doivent pas permettre qu'on dés-
honore la mémoire, si tant est que des gens per-
dus puissent déshonorer quelqu'un; Epicure, dis-
je, regardait la semence comme *une parcelle de
l'âme et du corps*, et fondait sur cette idée les préceptes qu'il donnait de la conserver soigneusement. Quoique plusieurs de ces sentiments diffè-
rent en quelque chose, tous prouvent combien
l'on a cru cette humeur précieuse.

On a demandé : est-elle analogue à quelque
autre humeur? Est-elle la même que ce liquide
qui, sous le nom d'esprits animaux, parcourt les
nerfs, concourt à toutes les fonctions un peu
importantes de la machine animale, et dont la
dépravation produit une infinité de maux si
fréquents et si bizarres? Pour répondre positivement à cette question, il faudrait connaître
intimement la nature de ces deux humeurs.
Nous sommes loin de ce degré de connaissance,
et nous n'avons à proposer que d'ingénieuses
et de probables conjectures.

On comprend aisément, dit Hoffmann, *comment il y a un rapport si étroit entre le cerveau
et les testicules; puisque ces deux organes séparent du sang la lymphe la plus subtile et la
plus exquise, qui est destinée à donner la force et*

*le mouvement aux parties, et à servir même aux
fonctions de l'âme. Aussi il est impossible qu'une
dissipation trop abondante de ces liqueurs ne
détruise pas les forces de l'âme et du corps* [1].
Le liquide séminal, dit-il ailleurs, *se distribue,
comme les esprits animaux séparés par le cerveau, dans tous les nerfs du corps ; il y paraît
être de la même nature : de là vient que, plus on
en dissipe, moins il se sépare de ces esprits.* M. de
Gorter est dans la même idée. *Le sperme est la
plus parfaite et la plus importante des liqueurs
animales, le résultat de toutes les digestions ;
son intime rapport avec les esprits animaux
prouve que, comme eux, elle tire son origine des
humeurs les plus parfaites* [2]. En un mot, il
paraît par ces témoignages, et par une foule
d'autres qu'il serait inutile de citer, que c'est
une liqueur extrêmement importante, qu'on
pourrait appeler l'*huile essentielle* des liqueurs
animales, ou plus exactement peut-être l'*esprit
recteur*, dont la dissipation laisse les autres
humeurs faibles et, en quelque façon, éventées.

Quelle que soit, dira-t-on, l'importance de
cette humeur, puisqu'elle est déposée dans ses
réservoirs, de quel usage peut-elle être au corps ?
On accorde qu'une trop grande évacuation des
humeurs qui circulent actuellement dans les
vaisseaux, qui par là même fournissent à la

1. *De Semine*, cas. 102, p. 293.
2. *De perspiratione insensibili.*, c. xvii, § 5, p. 219. En
1720, le docteur G.-A. Jacques soutint à Paris une thèse sur
cette question : *An humorum præstantior semen?* et, suivant
l'usage, il répondit affirmativement.

nutrition, telles que le sang, la sérosité, la lymphe, etc., doit affaiblir ; mais il est plus difficile
de comprendre comment une humeur qui ne
circule plus, qui est isolée, peut produire cet
effet. Je réponds d'abord que des exemples semblables, et trop fréquents pour n'être pas généralement connus, auraient dû prévenir cette
objection. Il n'y a personne qui n'ait vu qu'une
évacuation de lait, pour me borner à celle-ci,
quoique médiocre et peu longue, affaiblit, quelquefois, pour le reste de la vie, une nourrice dont
la santé n'est pas vigoureuse, et que la plus robuste succombe au bout d'un certain terme. La
raison en est sensible : en vidant trop souvent les
réservoirs destinés à recevoir quelque liqueur,
on détermine les humeurs, par une suite nécessaire des lois de la machine, à y affluer en plus
grande abondance : cette sécrétion y devient
excessive ; toutes les autres en souffrent, surtout la nutrition qui n'est qu'une espèce de
sécrétion ; l'animal languit et s'affaiblit. Mais,
en second lieu, il y a pour la semence une réponse qui n'a pas lieu pour le lait. Le lait est
une liqueur simplement nutritive, dont la trop
grande sécrétion ne nuit qu'en diminuant trop
la quantité des humeurs ; la semence est une
liqueur active, dont la présence produit des effets
nécessaires au jeu des organes, qui cesse si on
l'évacue ; une liqueur, par là même, dont l'é-
mission superflue nuit par un double endroit.
Je m'explique : il est des humeurs, telles sont
la sueur et la transpiration, qui abandonnent
le corps au moment où elles sont séparées des

autres humeurs et expulsées des vaisseaux de la
circulation. Il en est d'autres, telle est l'urine,
qui, après cette séparation et cette expulsion, sont
retenues pendant un certain temps dans des
réservoirs destinés à cela, et dont elles ne sortent que quand elles sont en assez grande quantité pour exciter sur ces réservoirs une irritation
qui les force mécaniquement à se vider. Il en
est de troisièmes qui sont séparées et retenues,
comme les secondes, dans les réservoirs, non
point dans la vue d'être du moins entièrement
évacuées, mais pour acquérir dans ces réservoirs
une perfection qui les rend propres à de nouvelles fonctions, quand elles rentrent dans la
masse des humeurs : telle est, entre plusieurs
autres, la liqueur génitale. Séparée dans les
testicules, elle passe de là, par un canal assez
long, dans les vésicules séminales, et est constamment reprise par les vaisseaux absor-
bants, et, de proche en proche, rendue à la masse
totale des humeurs. C'est une vérité que l'on
démontre par bien des preuves; une seule suffit. Dans un homme sain, la séparation de cette
liqueur se fait continuellement dans les testicules; elle se rend dans ses réservoirs dont
l'étendue est très bornée et ne peut peut-être pas
en contenir tout ce qui se sépare dans un jour;
cependant il est des hommes continents qui n'en
évacuent point pendant des années entières.
Que deviendrait-elle si elle ne rentrait pas continuellement dans les vaisseaux de la circulation? rentrée qui est extrêmement facilitée par
la structure de tous les organes qui servent à

la séparation, à la route et à la conservation de
cette humeur. Les veines y sont beaucoup plus
considérables que les artères, et cela dans une
proportion qui ne se trouve point aussi grande
ailleurs [1]. Aussi il est probable que cette ré-
absorption ne se fait pas seulement dans les vésicules séminales, mais qu'elle a déjà lieu dans
les testicules, dans les épididymes, qui sont une
espèce de premier réservoir adhérent aux testicules, et dans le canal déférent, qui est celui
par lequel la semence va du testicule à la vési-
cule séminale.

Galien avait su que les humeurs s'enrichissent
de la semence retenue, quoiqu'il en ignorât le
mécanisme : *Tout en est plein*, dit-il, *chez ceux
qui ne commercent pas avec les femmes ; on n'en
trouve pas chez ceux qui se livrent souvent à ce
commerce.* Il se donne ensuite beaucoup de
peine pour découvrir comment une petite quantité de cette humeur peut donner autant de
force au corps ; enfin il décide *qu'elle est d'une
vertu exquise, et qu'ainsi elle peut communiquer
très promptement de la force à toutes les parties
du corps* [2]. Il prouve ensuite, par plusieurs
exemples, qu'une petite cause produit souvent
de grands effets, et conclut enfin : *Est-il donc
étonnant que les testicules fournissent une li-*

1. J'adopte ou je parais adopter ici le système commun, que
les veines ordinaires absorbent. Dans le système de M. Hunter,
qui croit que l'absorption ne se fait que par les veines lympha-
tiques, les parties génitales sont également propres à une très
grande absorption, puisque les vaisseaux de cette espèce y sont
très abondants.
2. *De semine*, l. I, c. XXXIV, t. I, p. 1279.

*queur propre à répandre une nouvelle vigueur
dans tout le corps ? Le cerveau produit bien les
sensations et les mouvements, et le cœur donne
aux artères la force de battre !* Je finirai cette
section par rapporter ce que dit de la semence
l'un des plus grands hommes de ce siècle. *La
semence est gardée dans les vésicules séminales
jusqu'à ce que l'homme en fasse usage, ou que
les écoulements nocturnes l'en privent. Pendant
tout ce temps-là, la quantité qui s'y en trouve
excite l'animal à l'acte vénérien ; mais la plus
grande quantité de cette semence, la plus volatile,
la plus odorante, celle qui a le plus de force, est
repompée dans le sang, et elle y produit, en y
entrant, des changements bien surprenants : la
barbe, les poils et les cornes ; elle change la voix
et les mœurs ; car l'âge ne produit pas dans les
animaux ces changements, c'est la semence seule
qui les opère et on ne les remarque jamais dans
les eunuques* [1].

Comment la semence opère-t-elle ces effets ?
C'est là un de ces problèmes dont la solution
n'est peut-être pas encore mûre. Ce qu'on peut
cependant dire, avec beaucoup de probabilité,
c'est que cette liqueur est un *stimulus*, un aiguillon qui irrite les parties qu'il touche ; son
odeur forte et l'irritation évidente qu'elle exerce
sur les organes de la génération ne laissent

1. Haller, *prim. Lin. Phys.* § 790. On peut consulter sur ces
matières Charton, *de glandulis* ; Russel, *de OEconomia natura*
in glandul. morbo, p. 92; Skmeider, *de Regressu seminis ad*
massam sanguineam; Supplém. aux actes des savants de
Leipzig, t. V, p. 252, et une foule d'autres auteurs physiologistes.

aucun doute là-dessus, et l'on comprend que ces particules âcres, étant continuellement réabsorbées et remêlées aux humeurs, aiguillonnent légèrement, mais sans interruption, les vaisseaux qui, par là même, se contractent avec plus de force. Leur action sur les fluides est plus efficace, la circulation est plus animée, la nutrition plus exacte; toutes les autres fonctions se font d'une manière plus parfaite. Quand ces secours manquent, plusieurs fonctions ne se développent jamais : c'est le cas des eunuques[1], toutes se font mal.

Il se présente ici une question assez naturelle: pourquoi les eunuques n'éprouvent-ils pas les mêmes maux que ceux qui s'épuisent par des débauches vénériennes ? Il n'est guère possible de répondre exactement à cette question, qu'à la fin de la section suivante.

[1]. Ceux qui voudront lire un très bon ouvrage sur ces hommes imparfaits doivent se procurer Withof, *de Castratis.*

SECTION VII

Examen des circonstances qui accompagnent
l'émission.

Il y a plusieurs évacuations qui se font sans
qu'on s'en aperçoive : toutes les autres se font
dans l'état de parfaite santé, avec facilité, sans
qu'elles aient aucune influence sur le reste de
la machine ; le plus léger mouvement dans l'organe qui en renferme la matière suffit à l'expulsion. Il n'en est pas de même de l'évacuation du
sperme. Il ne faut rien moins que des ébranle-
ments généraux, une convulsion de toutes les
parties, une augmentation de vitesse dans le mouvement de toutes les humeurs, pour le déplacer
et lui donner issue. Est-ce trop hasarder de dire
qu'on peut regarder ce concours nécessaire de
toute la machine, au moment de son évacuation,
comme une preuve sensible de l'influence qu'il a
sur tout le corps ? Le coït, dit Démocrite, est une
espèce d'épilepsie. *C'est*, dit M. de Haller, *une
action très violente, qui est très voisine de la convulsion, et qui, par là même, affaiblit étonnam-
ment et nuit à tout le système nerveux.* On a vu,

dans les observations que j'ai rapportées plus
haut, et dans quelques-unes de celles que j'ai
citées, l'émission accompagnée de vraies convulsions, d'une espèce d'épilepsie ; et la même
observation fournit les preuves évidentes de l'influence que ces mouvements violents eurent sur
la santé du malheureux qui en est le sujet. La
promptitude avec laquelle l'affaiblissement suit
l'acte a paru à bien des gens, et avec raison, une
preuve que ce ne pouvait être la seule privation de
semence qui l'occasionnait ; mais ce qui prouve
démonstrativement combien le spasme doit affaiblir, c'est l'affaiblissement qu'éprouvent tous les
malades qui ont des accès de maladies convulsives : celui qui suit les accès d'épilepsie est
quelquefois excessif.

Ce n'est qu'au spasme qu'on peut attribuer
l'effet que le coït produisit sur l'amman d'une
ville de Suisse, dont F. Platerus nous a conservé
l'histoire, et qui, s'étant remarié déjà vieux,
fut saisi, en voulant célébrer ses noces, d'une
suffocation si violente, qu'il fut obligé de cesser.
Le même accident le reprit toutes les fois qu'il
tenta le même essai. Il s'adressa à une foule de
charlatans ; l'un lui promit, après lui avoir fait
prendre plusieurs remèdes, qu'il n'avait aucun
danger à courir. Il hasarda une nouvelle tentative sur la parole de son Esculape ; le succès en
fut d'abord le même ; mais, plein de confiance,
il voulut aller jusqu'au bout, et mourut dans
l'acte même, entre les bras de sa femme[1].

1. Félic. Plateri. *Observ. lib. prim. Suffocatio ex congressu*,
p. 174.

Les palpitations violentes qui accompagnent quelquefois le coït sont aussi un symptôme convulsif. Hippocrate parle d'un jeune homme à qui des excès en vin et en femmes avaient occasionné, entre autres symptômes, des palpitations continuelles[1]; et Dolæus en a vu un saisi dans l'acte même d'une palpitation si violente, qu'il aurait été étouffé s'il avait persisté[2]. On trouve dans Hoffmann d'autres faits semblables.

L'observation de l'enfant cité plus haut est encore une preuve, qui n'a pas échappé à la sagacité de M. Rast, du pouvoir de la cause convulsive; puisqu'à cet âge il ne pouvait guère évacuer qu'une humeur des prostates, et non point une véritable semence.

Ces remarques ont été saisies par le plus grand nombre des bons auteurs qui ont écrit sur cette matière. Galien paraît les avoir déjà faites. *La volupté elle-même*, dit-il, *affaiblit les forces vitales.* M. Fleming n'a pas omis cette cause dans son beau poème sur les maladies des nerfs :

Quin etiam nervos frangit quæcumque voluptas [3].

« Bien plus, tout plaisir sensuel atteint le système nerveux. »

Sanctorius établit positivement que les mouvements affaiblissent plus que l'émission du sperme, et il est bien étonnant que

1. *Epidem*, l. III, s. 7, æg. 17. Foës, p. 1117.
2. *Encyclop, medic.*, l. II, c. vi, p. 347.
3. *Neuropathia*, l. I, v. 375.

M. Gorter, son commentateur, ait cherché à
persuader le contraire. La raison qu'il en
donne, en assurant que ces mouvements n'affaiblissent pas plus que d'autres mouvements
quelconques, *parce qu'ils ne sont pas convulsifs*, ne persuadera personne. Un exemple,
s'il peut en citer un, ne fait pas la loi. Lister,
Noguel, Quincy, qui ont commenté le même
ouvrage avant lui, ne pensent pas comme lui,
et ils attribuent une partie du danger à l'affaiblissement que laissent les convulsions. Le
coït, dit Noguez, est une convulsion ; il dispose
les nerfs aux mouvements convulsifs, et la
plus légère occasion les fait naître[1].

J.-A. Borelli, l'un des premiers créateurs de
la physiologie, ne les avait pas envisagés
comme M. Gorter ; il est positif sur cet article :
*Cet acte est accompagné d'une espèce d'affec-
tion convulsive, qui porte les plus rudes atteintes au cerveau et à tout le système nerveux*[2].

M. Senac attribue positivement aux nerfs les
faiblesses qui suivent le coït. La cause la plus
vraisemblable de la syncope qui survient
quand un abcès s'ouvre dans l'intérieur de
l'abdomen : *C'est, dit-il, l'action des nerfs qui
se mettent alors en jeu. Cela est confirmé par
l'abattement ou par la syncope qui suivent
l'effusion du sperme ; car ce n'est qu'aux nerfs
qu'on peut imputer cette défaillance*[3].

1. Sect. 6, aph. 10.
2. *De motu animal*, liv. II, c. xii, prop. 170.
3. *Traité du cœur*, l. III, c. xii, § 3, p. 538.

M. Lévis [1] attribue plus à cette cause qu'à l'autre, tout comme Sanctorius.

Dès qu'il y a convulsion, le système nerveux se trouve dans un état de tension, ou, plus exactement, dans un degré d'action extraordinaire, dont la suite nécessairement est un relâchement excessif. Tout organe qu'on a monté au-dessus de son ton retombe au-dessous ; par là même les fonctions qui en dépendent se font nécessairement mal ; et comme les nerfs influent sur toutes, il n'en est point qui n'éprouve quelque dérangement, quand ils sont affaiblis.

Une raison qui contribue aussi à l'affaiblissement du système nerveux, c'est l'augmentation de la quantité du sang dans le cerveau pendant l'acte vénérien, augmentation bien démontrée, et qui est allée plusieurs fois jusqu'à produire l'apoplexie. On en trouve plusieurs exemples dans les observateurs, et Hoffmann rapporte celui d'un soldat qui, se livrant à cet acte avec fureur, mourut apoplectique dans le coït même ; on trouva le cerveau plein de sang. C'est par cette même augmentation de sang qu'on explique pourquoi ces excès produisent la manie [2]. Cette quantité de sang, distendant les nerfs, les affaiblit ; ils résistent moins aux impressions, et c'est ce qui fait leur faiblesse.

En réfléchissant sur les effets de ces deux causes, l'évacuation de la semence et les mou-

1. Aphor. 4, p. 6.
2. *De morb. anim. vener.*, § 17.

vements convulsifs, il est aisé d'expliquer les désordres qui doivent en résulter dans l'éco-nomie animale. On peut les ranger sous trois classes : la dépravation des digestions, l'affaiblissement du cerveau et du système nerveux, le dérangement de la transpiration. On verra qu'il n'est aucune maladie chronique qu'on ne puisse déduire de cette triple cause.

Le relâchement dans lequel ces excès jettent, dérange les fonctions de tous les organes, dit un des auteurs qui ont le mieux écrit sur la diététique ; et la digestion, la coction, la transpiration, les autres évacuations ne se font plus comme il faut; d'où il résulte une diminution sensible des forces, de la mémoire et même de l'entendement ; un obscurcissement dans la vue, tous les maux de nerfs, toutes les espèces de goutte ou de rhumatisme, une faiblesse étonnante dans le dos, la consomption, la faiblesse des organes de la génération, des urines sanguinolentes, un dérangement dans l'appétit, des maux de tête, et un grand nombre d'autres maladies qu'il est inutile de détailler ici ; en un mot, rien n'abrège autant la vie que l'abus des plaisirs de l'amour.

1° L'estomac est la partie qui se ressent la première de toutes les causes qui affaiblissent, et cela, parce que c'est elle dont les fonctions demandent la plus grande perfection dans

1. Lynch *guide to health*, p. 306.

l'organe. La plus grande partie des autres sont
autant passives qu'actives. L'estomac est
presque entièrement actif ; aussi, dès que ses
forces diminuent, ses fonctions se dérangent :
vérité d'observation qui, jointe à la suivante
et à la variété des impressions souvent fâcheuses que les aliments produisent sur ce
viscère, rend raison de la fréquence, de la
bizarrerie et de l'opiniâtreté de ses maladies.
Il est, de toutes les parties du corps, l'une de
celles qui reçoivent le plus grand nombre de
nerfs, et dans laquelle, par là même, il se distribue une plus grande quantité d'esprits animaux. Ce qui affaiblit l'action des uns, et
diminue la quantité ou altère la qualité des
autres, doit donc diminuer la force de ce viscère plus que d'aucun autre ; c'est ce qui
arrive dans les excès vénériens. L'importance
de la fonction à laquelle il est destiné fait que,
dès qu'elle se fait moins bien, toutes les autres
s'en ressentent.

Hujus enim validus firmat tenor omnia membra :
At contra ejusdem franguntur cuncta dolore.

« Est-il fort ? Il communique sa force à tous ses
membres. Mais souffre-t-il ? Tout souffre avec lui. »

Dès que les digestions se font imparfaitement, les humeurs prennent un caractère de
crudité qui les rend impropres à toutes leurs

1. Q. Serenus Samm.

destinations, mais qui empêche surtout la nutrition, dont dépend la réparation des forces. Il suffit, pour s'assurer de l'influence générale de l'estomac, d'observer l'état d'une personne qui éprouve une digestion laborieuse : les forces se perdent dans quelques minutes ; un malaise général rend la faiblesse plus à charge ; les organes des sens s'émoussent, l'âme même n'exerce ses facultés qu'imparfaitement ; la mémoire, et surtout l'imagination, paraissent anéanties ; rien, en un mot, ne rapproche plus un homme d'esprit d'un sot, qu'une digestion pénible.

Une belle observation rapportée par M. Payva, médecin portugais, habitué à Rome, répand un grand jour sur l'affaiblissement prodigieux dans lequel les excès de ce genre jettent l'estomac. *Quand les désirs vénériens, dit-il, sont montés chez les jeunes gens à leur plus haut degré, ils éprouvent une espèce de sensation agréable à l'orifice de l'estomac ; mais s'ils satisfont ces désirs avec trop d'impétuosité et au delà de leurs forces, ils éprouvent dans ce même endroit une sensation extrêmement désagréable et fâcheuse, qu'ils ne peuvent pas exprimer ; et ils payent bien chèrement leurs excès par la maigreur, le marasme, etc., dans lesquels ils tombent* [1].

---

1. In tentigine ardentissima juvenum inest quid grati in ore ventriculi ; in concubitum si ruant salacissimi, et ultra vires tendant opus, tunc in ore ventriculi manet illud ingratissimum amarumque quod exprimere nequeunt : pœnas et luunt, et pœnitentia dolent : hinc macies, marasmus, etc. G.-R. de Payva. *De affectu atrabilario mirachiali*, etc., p. 17.

Arétée avait déjà connu cette vérité[1], et M. Boernaave emploie les mêmes expressions que M. Payva : il ajoute que ce sentiment douloureux se dissipe à mesure qu'ils reprennent leurs forces[2]. Il confirme la même chose ailleurs, en y joignant une règle de pratique très utile : c'est que quand il survient des accès d'épilepsie, après des accès vénériens, il faut penser à fortifier les nerfs de l'estomac[3].

2° La faiblesse du système nerveux, qui dispose à tous les accidents paralytiques et spasmodiques, est produite, comme je l'ai déjà dit, par les mouvements convulsifs qui accompagnent l'émission ; en second lieu, par le vice des digestions : dès qu'elles pèchent, les nerfs s'en ressentent, et s'en ressentent d'autant plus, que le fluide qui les pénètre est le dernier ouvrage de la coction, celui qui suppose la plus parfaite ; quand elle est altérée, il est celui des fluides animaux qui en est le plus affecté, celui sur lequel la crudité des humeurs a le plus d'influence. Enfin, ce qui augmente cet affaiblissement, c'est l'évacuation d'une humeur analogue aux esprits animaux, et que, à raison de cette analogie, on ne peut point évacuer sans diminuer la force du système nerveux. Les doutes modestes de quelques grands hommes, qui n'osent affirmer en physique que ce dont la vérité tombe sous

1. *De morb. chronic.*, I. III, c. vi : Stomachus delectationis tristitiæque princeps est.
2. *De morb. nervor.*, p. 434.
3. *Ibid.*, p. 807.

leurs sens, et les objections de quelques physiologistes subalternes ou systématiques, ne
m'empêchent pas d'attribuer la force à ces
esprits. D'ailleurs, indépendamment du dommage qui résulte de cette évacuation, relativement à la quantité d'esprits animaux, elle
nuit, en ce qu'elle prive les vaisseaux de ce
léger aiguillonnement que produit le sperme
réabsorbé, et qui contribue si fort à la coction.
Elle nuit donc, et en soustrayant une partie
d'esprits animaux, ou au moins une humeur
très précieuse, et en diminuant la coction,
sans laquelle ces esprits ne sont préparés
qu'imparfaitement ou insuffisamment.

Il y a, entre les maladies de l'estomac et
celles des nerfs, un cercle vicieux. Les premières font naître les secondes ; et celles-ci,
une fois formées, contribuent infiniment à les
augmenter. Quand l'observation journalière
ne le prouverait pas, la seule inspection anatomique de l'estomac suffirait pour s'en convaincre. La quantité de nerfs qui s'y distribuent
démontre combien ils sont nécessaires à ses
fonctions, et combien, par là même, elles
doivent être dérangées, quand ils ne sont pas
en bon état.

3° Enfin, la transpiration se fait moins bien :
Sanctorius a même déterminé la quantité
dont elle diminuait ; et cette évacuation, la
plus considérable de toutes, ne peut être sup-
primée sans qu'il en résulte promptement une
foule de symptômes différents.

On comprend aisément qu'il n'est point de

maladies qui ne puissent être produites par cette triple cause. Je n'entrerai pas dans l'explication de tous les symptômes particuliers ; ce détail prolongerait trop ce petit ouvrage et n'intéresserait que les médecins auxquels il est inutile : on peut voir ce qu'en dit M. Gorter[1].

M. Clifton Wintringham a très bien détaillé les dangers de cette évacuation relativement aux goutteux, et son explication mérite d'être lue[2].

M. Gunzius[3], enlevé à la médecine à la fleur de son âge, a donné une explication mécanique très ingénieuse des inconvénients de ces excès relativement à la respiration ; il parle dans cet endroit d'un homme qui s'était attiré par là une toux continuelle, symptôme que j'ai vu chez un jeune homme qui mourut victime de l'onanisme. Il était venu à Montpellier pour faire ses études ; ses excès dans cette infâme manœuvre le jetèrent dans l'étisie, et je me rappelle que sa toux était si forte et si continuelle, que tous ses voisins en étaient incommodés. On le saigna fréquemment, en vue, sans doute, d'abréger ses souffrances. Une consultation lui ordonna d'aller prendre des bouillons de tortue chez lui (il était, si je ne me trompe, Dauphinois), et lui promit une guérison complète : il mourut deux heures après.

<hr>

1. *De perspiral.* c. XVII, § 8. 12, et aph.
2. *The Works of the late. Clifton Wintringham*, t. II, p. 85.
3. *Comment. in lib. de humoribus*, p. 228.

Ce que l'on comprend le moins aisément, ou plutôt ce qu'on ne comprend pas du tout, c'est cet affaiblissement prodigieux des facultés de l'âme. La solution de ce problème tient à la question, insoluble pour nous, de l'influence des deux substances l'une sur l'autre, et nous sommes réduits à l'observation des phénomènes. Nous ignorons et la nature de l'esprit, et celle du corps ; mais nous savons que ces deux parties de l'homme sont intimement unies, que tous les changements que l'une éprouve sont ressentis par l'autre : une circulation un peu plus ou moins vite, un sang un peu plus ou moins épais, quelques onces d'aliments de plus ou de moins, la même quantité d'un aliment plutôt que d'un autre, une tasse de café au lieu d'un peu de vin, un sommeil plus ou moins long ou tranquille, une selle un peu plus ou moins abondante, une transpiration trop forte ou trop faible, changent du tout au tout notre façon de voir et de juger les objets : d'une heure à l'autre, les révolutions de la machine nous font sentir et penser différemment, et nous font, à leur gré, de nouveaux principes des vices et des vertus ; tant sont vrais les vers du premier satirique moderne :

Tout, suivant l'intellect, change d'ordre et de rang ;
Ainsi c'est la nature et l'humeur des personnes,
Et non la qualité, qui rend les choses bonnes.
C'est un mal bien étrange au cerveau des humains[1].

1. Regnier, Satire 5.

Tant est exact le tableau que Lucrèce a tracé
de cette union intime :

> . . . . . Gigni pariter cum corpore, et una
> Crescere sentimus, pariterque senescere mentem :
> Nam velut infirmo pueri, teneroque vagantur
> Corpore ; sic animi sequitur sententia tenuis.
> Inde, ubi robustis adolevit viribus ætas,
> Consilium quoque majus, et auctior est animi vis ;
> Post ubi jam validis quassatum est viribus ævi
> Corpus, et obtusis ceciderunt viribus artus ;
> Claudicat ingenium, delirat linguaque, mensque ;
> Omnia deficiunt, atque uno tempore desunt.
>
> . . . .
>
> Quin etiam morbis in corporis avius errat
> Sæpe animus ; dementit enim, deliraque fatur.

« Nous voyons l'âme naître avec le corps, croître et
vieillir avec lui. Dans l'enfance, une machine frêle et
délicate sert de berceau à un esprit aussi faible qu'elle.
L'âge, en fortifiant les membres, mûrit aussi l'intelligence et augmente la vigueur de l'âme. Ensuite, quand
l'effort puissant des années a courbé le corps, émoussé
les organes et épuisé les forces, le jugement chancelle
et l'esprit s'embarrasse comme la langue : tout manque
et fait défaut à la fois... Souvent, même dans les maladies du corps, la raison s'égare, la démence et le délire
s'emparent de l'âme. »

Trad. BLANCHET, GARNIER FRÈRES.

L'observation nous apprend également que,
de toutes les maladies, il n'y en a point qui
affectent l'âme plus promptement que celles du
système nerveux : les épileptiques, qui, au
bout de quelques années, tombent presque
toujours dans l'imbécillité, en fournissent une

---

1. *De natura rerum*, l. III, v. 446.

triste preuve. Et cette preuve, en même temps, nous apprend qu'il n'est point étonnant si des actes qui, comme on l'a dit plus haut, sont toujours légèrement épileptiques, produisent cet affaiblissement du cerveau, et par là même des facultés.

L'affaiblissement du cerveau et du système nerveux est suivi de celui des sens ; et cela est naturel. Sanctorius, Hoffmann et quelques autres ont cherché à expliquer pourquoi la vue souffrait plus particulièrement ; mais leurs raisons, qui sont vraies, ne me paraissent pas suffisantes. Les principales, et celles qui sont particulières à cet organe, sont la multitude des parties qui composent l'œil, et qui, étant toutes susceptibles de différents vices, le rendent infiniment plus sujet à des dérangements que les autres. Les nerfs, en second lieu, servent ici à plusieurs usages, et sont en très grand nombre. Enfin, cet afflux d'humeurs sur cette partie pendant le temps de l'acte, afflux dont la scintillation, qu'on aperçoit alors dans les yeux des animaux, forme une preuve sensible, produit dans les vaisseaux d'abord une faiblesse, et ensuite des engorgements dont la perte de la vue est une suite nécessaire.

Il est aisé actuellement de répondre à la question proposée plus haut : pourquoi les eunuques, qui n'ont point de semence, ne sont-ils pas exposés aux maladies que nous venons de décrire ?

Il y en a deux raisons très suffisantes. La

première, c'est qu'ils ne retirent pas les avantages que produit cette liqueur, quand elle a
été préparée et réabsorbée ; d'un autre côté,
ils ne perdent point cette partie précieuse du
sang destinée à devenir semence. Ils n'éprouvent pas ces changements qui sont dus à la
semence préparée, et que j'ai indiqués plus
haut ; mais ils ne doivent pas non plus être
exposés aux maux qui viennent de la privation
de cette humeur non préparée. On pourrait,
si l'on veut me permettre d'employer les
termes des métaphysiciens, distinguer la semence en *semence à faire, semen in potentia :*
c'est cette partie précieuse des humeurs, que
les testicules séparent ; et *semence faite, semen in actu.* Si la première ne se sépare pas,
la machine manque des secours qu'elle retire
de la semence préparée et n'éprouve point les
changements qui en dépendent, mais elle ne
s'appauvrit pas ; elle n'acquiert pas, mais elle
ne perd pas ; on reste dans l'état d'enfance.
Quand la semence se sépare et s'évacue, c'est
alors une privation, un appauvrissement réel.
La seconde raison, c'est que les eunuques
n'éprouvent point ce spasme auquel j'ai attribué une partie des maux qui suivent ces
excès.

Les accidents qu'éprouvent les femmes s'expliquent tout comme ceux des hommes. L'humeur qu'elles perdent étant moins précieuse,
moins travaillée que le sperme de l'homme,
sa perte ne les affaiblit peut-être pas aussi
promptement ; mais quand elles vont jusqu'à

l'excès, le système nerveux étant plus faible chez elles, et naturellement disposé au spasme, les accidents sont violents. Des excès subits les jettent dans des accidents analogues à celui d'un jeune homme dont j'ai parlé plus haut, page 45, et j'ai été le témoin d'un triste spectacle en ce genre. En 1746, une fille âgée de vingt-trois ans défia six dragons espagnols, et soutint leurs assauts pendant toute une nuit dans une maison aux portes de Montpellier. Le matin on l'apporta en ville mourante : elle expira le soir, baignée dans son sang, qui ruisselait de la matrice. Il eût été intéressant de s'assurer si cette hémorragie était la suite de quelque blessure, ou si elle ne dépendait que de la dilatation des vaisseaux, produite par l'action augmentée de cet organe.

SECTION VIII

Causes de dangers particulières
à la masturbation.

On a vu plus haut que la masturbation était
plus pernicieuse que les excès avec les femmes.
Ceux qui font intervenir partout une providence particulière établiront que la raison en
est une volonté spéciale de Dieu, pour punir
ce crime. Persuadé que les corps ont été as-
treints, dès leur création, à des lois qui en
régissent nécessairement tous les mouvements, et dont la divinité ne change l'économie que dans un petit nombre de cas réservés, je ne voudrais avoir recours aux
causes miraculeuses que quand on trouve une
opposition évidente avec les causes physiques.
Ce n'est point le cas ici : tout peut très bien
s'expliquer par les lois de la mécanique du
corps, ou par celles de son union avec l'âme.
Cette habitude de recourir aux causes surnaturelles a été déjà combattue par Hippocrate,
qui, en parlant d'une maladie que les Scythes
attribuaient à une punition particulière de
Dieu, fait cette belle réflexion : *Il est vrai que
cette maladie vient de Dieu, mais elle en vient
comme toutes les autres ; elles n'en viennent pas*

*plus les unes que les autres, parce que toutes
sont une suite des lois de la nature qui régit
tout* [1].

Sanctorius, dans ses observations, nous
fournit une première cause de ce danger particulier. *Un coït modéré est utile*, dit-il, *quand
il est sollicité par la nature ; quand il est sollicité par l'imagination, il affaiblit toutes les
facultés de l'âme, et surtout la mémoire* [2]. Il est
aisé d'expliquer pourquoi. La nature, dans
l'état de santé, n'inspire des désirs que quand
les vésicules séminales sont remplies d'une
quantité de liqueur ayant acquis un certain
degré d'épaississement qui en rend la résorp-
tion plus difficile ; et cela dénote que son évacuation n'affaiblira pas le corps sensiblement.
Mais telle est l'organisation des parties génitales, que leur action et les désirs qui la
suivent sont mis en jeu, non seulement par la
présence d'une humeur séminale surabon-
dante, mais encore par l'imagination, qui a
beaucoup d'influence sur toutes ces parties ;
elle peut, en s'occupant des désirs, mettre
dans cet état qui les produit, et le désir con-
duit à l'acte, qui est d'autant plus pernicieux
qu'il était moins nécessaire. Il en est de l'organe de ce besoin, comme de ceux de tous les
autres, qui ne sont mis en jeu à propos que
quand ils le sont par la nature. La faim et la
soif indiquent le besoin de prendre des aliments et de la boisson ; si l'on en prend plus

1. *De aere, locis et aquis*. Foes, p. 293.
2. Sect. 6, aphor. 35.

que ces sensations n'en exigent, le surplus
nuit au corps et l'affaiblit. Le besoin d'aller à
la selle et d'uriner sont également marqués
par de certaines conditions physiques ; mais la
mauvaise habitude peut si fort pervertir la
constitution des organes, que la nécessité de
ces évacuations cesse d'être dépendante de la
quantité de matières à évacuer. On s'assujettit
à des besoins sans besoin ; et tel est le cas des
masturbateurs. C'est l'imagination, c'est l'habitude, et non pas la nature, qui les sollicitent.
Ils soustraient à la nature ce qui lui est nécessaire, et ce dont, par là même, elle se garderait
bien de se défaire. Enfin, en conséquence de
cette loi de l'économie animale, que les humeurs se portent là où il y a irritation, il se
fait au bout d'un certain temps un afflux
continuel d'humeurs sur ces parties ; il arrive
ce qu'Hippocrate avait déjà observé : *quand un
homme exerce le coït, les veines séminales se
dilatent et attirent la semence*[1].

On peut remarquer ici que l'onanisme a un
danger particulier pour les enfants avant le
temps de la puberté : il n'est pas commun
heureusement de trouver des monstres de l'un
ou de l'autre sexe, qui en abusent avant cette
époque, mais il ne l'est que trop qu'ils abusent
d'eux-mêmes ; un grand nombre de circonstances les éloignent d'un commerce débauché,
ou le modèrent ; une débauche solitaire ne
trouve point d'obstacle, et n'a point de bornes.

---

1. *De natura pueri*, texte 22. Foes, p. 242.

Une seconde cause, c'est l'empire que cette manœuvre odieuse prend sur les sens, et qui est bien peint dans l'*Onania* anglais. *Cette impudicité, dit-il, n'a pas plutôt subjugué le cœur, qu'elle poursuit le criminel partout; elle s'en saisit, et l'occupe en tout temps et en tout lieu: au milieu des préoccupations les plus sérieuses, des actes de religion même, il est en proie aux désirs et aux idées lascives qui ne l'abandonnent jamais*[1]. Rien n'affaiblit autant que cette tension continuelle de l'esprit, toujours occupé du même objet. Le masturbateur, uniquement livré à ses méditations ordurières, éprouve à cet égard les mêmes maux que l'homme de lettres qui fixe les siennes sur une seule question; et il est rare que cet excès ne nuise pas. Cette partie du cerveau, qui se trouve alors en action, fait un effort qu'on pourrait comparer à celui d'un muscle longtemps et fortement tendu : il en résulte, ou une telle mobilité, qu'on ne peut plus arrêter le jeu de cette partie, ni par là même détourner l'âme de cette idée : c'est bien le cas des masturbateurs; ou une incapacité d'action. Epuisés enfin par une fatigue continuelle, ces malades tombent dans toutes les maladies du cerveau, mélancolie, catalepsie, épilepsie, imbécillité, perte des sens, faiblesse du système nerveux, et une foule de maux semblables[2]. Cette cause fait un

1. Page 17. On trouve un très beau morceau sur la force et les dangers des habitudes voluptueuses dans le *Nouveau Traité* de M. Pujatti, professeur à Padoue, et célèbre dès longtemps par d'excellents ouvrages, *De victu febricitantium*, p. 60.
2. Voyez Gaubii. *Institutiones pathologicæ*, § 529.

tort infini à plusieurs jeunes gens, en ce que,
lors même que leurs facultés ne sont pas encore
éteintes, l'usage en est perverti. Quelle que
soit la vocation à laquelle ils se vouent, on ne
réussit à rien faire sans un degré d'attention
dont cette habitude pernicieuse les rend incapables. Parmi ceux mêmes qui ne se vouent à
rien (cette classe n'est que trop nombreuse), il
en est qui n'y sont pas propres ; un air de dis-
traction, d'embarras, d'étourdissement, n'en
fait que des oisifs déplaisants. Je pourrais en
citer que cette incapacité de se fixer, jointe à
la diminution des facultés, a mis hors d'état
d'être jamais rien dans la société. Triste état
qui met l'homme au-dessous de la brute, et
qui le rend à juste titre l'objet du mépris, plus
encore que de la pitié de ses semblables.

De ces deux premières causes résulte nécessairement une troisième, c'est la fréquence
même des actes : l'âme et le corps concourent,
dès qu'une fois l'habitude a pris un peu de
force, pour solliciter à ce crime. L'âme, obsédée
par les pensées immondes, excite les mouvements lascifs ; et si elle est distraite quelques
moments par d'autres idées, les humeurs âcres
qui irritent les organes de la génération la
rappellent bientôt au bourbier. Que ces vérités
d'observations seraient propres à arrêter les
jeunes gens, s'ils pouvaient prévoir qu'ici un
premier faux pas en entraîne un autre ; qu'ils
sont presque maîtrisés par la tentation ; qu'à
mesure que les motifs de séduction augmentent,
la raison qui devrait les contenir s'affaiblira ;

et qu'enfin, ils se trouveront en peu de temps
plongés dans un océan de misère, sans avoir
peut-être un bout de planche pour les aider à
s'en tirer. Si quelquefois les infirmités com-
mençantes leur donnent de forts avis, si le
danger les effraie pour quelques moments, la
fureur les replonge. On peut bien dire :

Virtutem videant, intabescantque relicta.

PERS.

« Qu'ils voient la vertu et sèchent de regret de l'avoir
abandonnée. »

Cependant le danger est proche, et le temps
opportun de l'amendement est court.

. . . . . . Cinis et manes, et fabula fies:
Vive memor leti ; fugit hora: hoc quod loquor inde est.

PERS.

« Tu ne seras bientôt plus que de la cendre, une ombre,
un vain nom. Vis en songeant à la mort ; le temps fuit :
ce que je dis en ce moment est déjà dans le passé. »

Pendant que j'étudiais en philosophie à Ge-
nève, temps dont le souvenir me sera cher le
reste de mes jours, un de mes condisciples
était venu à cet état horrible qu'il n'était plus
maître de s'abstenir de ces abominations,
même pendant le temps des leçons : il n'at-
tendit pas longtemps son châtiment, et il périt
misérablement de consomption, au bout de
deux ans. On trouve un fait semblable dans
l'*Onania*[1]. L'ingénieux auteur qui a fourni

1. Page 126.

l'extrait de l'édition latine de cet ouvrage, dans l'excellent journal latin qui paraissait à Berne il y a quatre ans, raconte, à propos de cette observation, que tout un collège trompait quelquefois par cette manœuvre l'ennui, et cherchait à éviter le sommeil pendant les leçons d'une métaphysique scolastique qu'un très vieux professeur leur faisait en dormant [1]; mais cette historiette me paraît moins prouver ce que j'avance que l'horrible dissolution dans laquelle les jeunes gens peuvent tomber.

Le même auteur vient de faire imprimer dans un ouvrage que je n'ai pas l'avantage de pouvoir lire, mais qu'un excellent juge met à côté des meilleures productions de ce siècle, ce qui suit. On a découvert, il y a quelques années, dans une ville, qu'une société entière de garnements de quatorze et quinze ans s'était réunie pour la pratique de ce vice, et toute une école en est encore infectée [2].

La santé d'un jeune prince se perdait journellement, sans qu'on pût en découvrir la cause. Son chirurgien la soupçonna, l'épia et le surprit en flagrant délit. Il avoua qu'un de ses valets de chambre l'avait instruit, et qu'il était retombé souvent. L'habitude était si forte, que les considérations les plus pressantes, pré-

1. *Excerptum totius italicæ et helveticæ litteraturæ pro ann.* 1759, t. I, p. 93

2. *De l'Expérience*, en allemand, par M. Zimmermann, t. II, p. 400. Je tire ce fragment de ceux que son amitié pour moi l'a engagé à traduire en ma faveur; presque tous les autres orneront un ouvrage qui ne tardera pas à suivre celui-ci.

sentées avec force, ne purent la déraciner. Le mal allait en empirant ; ses forces se perdaient journellement, et on ne put le sauver qu'en le faisant garder à vue jour et nuit pendant plus de huit mois

Un malade me peignait vivement les difficultés de la victoire, dans une de ses lettres. « Il faut bien des efforts (ce sont ses termes) « pour vaincre l'habitude qui nous est rappelée « à chaque instant. Je vous l'avoue en rougis- « sant : la vue d'un objet féminin, quel qu'il « soit, fait naître chez moi des désirs. Je n'ai « pas même besoin de cette vue ; mon imagi- « nation, hélas ! n'est que trop portée à me « représenter sans cesse des objets de concu- « piscence. Cette passion ne s'allume plus chez « moi, il est vrai, sans que je me rappelle en « même temps tous vos avis : je combats, mais « ce combat même m'épuise. Si vous pouviez « trouver le moyen de détourner mes pensées « de cet objet, je crois que ma guérison serait « proche. »

On a déjà vu, dans l'extrait de l'*Onania*, que la réitération fréquente avait produit la fureur utérine chez une femme. L'habitude de n'être occupé que d'une idée rend incapable d'en avoir d'autres ; elle prend l'empire et règne despotiquement. Des organes sans cesse irrités contractent une disposition morbifique qui devient un aiguillon toujours présent, indépendant de toute cause externe. Il y a des maladies des parties urinaires qui donnent une envie continuelle d'uriner ; l'irritation réitérée

des organes de la génération y produit une
maladie analogue. Il n'est point étonnant si
le concours de ces deux causes morale et
physique, réunies, jette dans cette horrible
maladie. Que cette idée est propre à effrayer
salutairement les personnes chez lesquelles il
y a encore quelques vestiges de raison et de
pudeur !

Une quatrième cause de l'épuisement des
masturbateurs, c'est que, indépendamment
même des émissions de semence, la fréquence
des érections, quoique imparfaites, dont ils se
plaignent, les épuise considérablement. Toute
partie qui est dans un état de tension produit
une dépense de forces, et ils n'en ont point à
perdre : les esprits s'y portent en plus grande
abondance, ils se dissipent, ce qui affaiblit ;
ils manquent aux autres fonctions, qui, par là
même, se font imparfaitement : le concours
de ces deux causes a les suites les plus dangereuses. Un autre accident auquel cette quatrième cause rend les masturbateurs plus
sujets, c'est une espèce de paralysie des organes de la génération, d'où naissent l'impuissance, par le défaut d'érection, et la gonorrhée
simple, parce que les parties relâchées laissent
échapper la véritable semence à mesure qu'elle
arrive, et suinter continuellement l'humeur
que séparent les prostates ; et qu'enfin toute la
membrane intérieure de l'urètre acquiert une
disposition catarrheuse, qui la dispose à fournir
un écoulement de même nature que celle des
pertes blanches des femmes : disposition, pour

le dire en passant, moins rare qu'on ne pense,
qui n'est point bornée à la membrane qui
revêt les narines, la gorge, le poumon, mais
qui attaque souvent tous les viscères creux,
qu'on méconnaît, parce qu'on ne la soupçonne
pas, et qu'on traite mal, parce qu'on la méconnaît. Il serait aisé de trouver dans les
observateurs des exemples de cette maladie
traitée pour une autre.

Un habile chirurgien me parlait un jour d'un
homme qui, livré par une espèce de goût sin-
gulier aux Vénus du plus bas étage, et ne les
connaissant guère que dans les coins des rues
et debout, tomba dans l'épuisement, accompagné de maux de reins les plus cruels, et d'une
atrophie ou desséchement des cuisses et des
jambes, jointe à une paralysie de ces parties
qui paraissent être une suite de l'attitude dans
laquelle il s'était livré à ses sales voluptés. Il
mourut après avoir gardé six mois le lit, dans
un état également propre à exciter la pitié et
l'effroi. Cette observation ne fournit-elle pas
une cinquième cause des dangers ordinairement particuliers à la masturbation? Quand on
perd ses forces par deux moyens à la fois,
l'affaiblissement augmente bien considérablement. Une personne qui est debout ou assise a
besoin, pour se maintenir dans ces situations,
surtout dans la première, de faire agir un
grand nombre de muscles ; et cette action dissipe les esprits animaux. Les personnes faibles,
qui ne peuvent pas se tenir un instant debout
sans éprouver une faiblesse, les malades qui

ne peuvent pas être assis sans éprouver le
même accident, le prouvent bien évidemment.
Pour être couché ou étendu, il ne faut point
cet emploi de forces. L'on sent par là même
que le même acte, dans les unes ou les autres
de ces attitudes, produira bien plus d'affaiblissement dans les premiers que dans le dernier
cas ; et Sanctorius avait déjà indiqué le danger
de cette attitude : *Usus coïtus stando lædit ;
nam musculos et eorum utilem perspirationem
diminuit.*

D'autres observations bien constatées fournissent une sixième cause qui paraîtra peut-
être bien faible, mais que les physiciens éclairés
ne croiront pas sans doute nulle. Tous les corps
vivants transpirent ; il s'exhale à chaque instant, par la moitié peut-être des pores de notre
peau, une humeur extrêmement ténue, et qui
est beaucoup plus considérable que toutes nos
autres évacuations. Dans le même temps, une
autre espèce de pores admet une partie des
fluides qui nous environnent, et les porte dans
nos vaisseaux. Ce sont *des torrents invisibles,*
pour me servir de l'heureuse expression de
M. Senac, qui sortent de notre corps, et qui y
entrent [1]. Il est démontré que, dans quelques
cas, cette inspiration est très considérable.

1. On peut voir la démonstration de cette vérité dans l'endroit
que je cite : L. III, c. III, § 7 du *Traité du cœur ;* ouvrage qui
n'aurait rien laissé à désirer, si son illustre auteur, en annon-
çant une seconde édition, ne nous avait pas appris qu'il pouvait le rendre encore plus parfait. Un grand homme peut se
surpasser lui-même et voir un point de perfection que les autres
ne désirent même pas.

Les personnes fortes expirent plus; les faibles, qui n'ont presque point d'atmosphère propre, inspirent davantage; et cette partie expirée, ou cette transpiration des personnes bien portantes, contient quelque chose de nourricier et de fortifiant qui, inspiré par une autre, contribue à lui donner de la vigueur. Ce sont ces observations qui expliquent comment la jeune fille qui couchait avec David lui donnait des forces; comment cette même tentative a réussi à d'autres vieillards à qui on l'a conseillée; pourquoi cela affaiblit la jeune personne, qui perd sans rien recevoir, ou plutôt qui reçoit des exhalaisons faibles, corrompues, putrides, qui lui nuisent. On transpire plus dans le temps du coït que dans un autre, parce que la force de la circulation est augmentée. Cette transpiration est peut-être plus active, plus spiritueuse que dans tout autre temps; c'est une perte réelle que l'on fait, et qui a lieu de quelque façon que se fasse l'émission du sperme, puisqu'elle dépend de l'agitation qui l'accompagne. Dans le coït, elle est réciproque, et alors l'un inspire ce que l'autre expire. Cet échange est mis hors de doute par des observations sûres. J'ai vu, il n'y a pas longtemps, un homme qui n'avait aucune gonorrhée, ni aucun symptôme vérolique cutané, donner la maladie vénérienne à une femme qui, dans le même instant, lui rendait la gale en échange. L'un, dans ce cas, compense les pertes de l'autre. Dans celui de la masturbation, le masturbateur perd et ne recouvre rien.

En observant l'effet des passions, on découvre une septième différence entre ceux qui se livrent aux femmes et les masturbateurs ; différence qui est toute au désavantage de ces derniers. La joie qui tient à l'âme et qu'il faut bien distinguer de cette volupté purement corporelle que l'homme partage avec l'animal, et dont elle diffère du tout au tout, cette joie, dis-je, aide les digestions, anime la circulation, favorise toutes les fonctions, rétablit les forces, les soutient. Si elle se trouve réunie avec les plaisirs de l'amour, elle contribue à réparer ce qu'ils peuvent ôter de force ; et l'observation le prouve. Sanctorius l'a remarqué. *Après un coït excessif,* dit-il, *avec une femme qu'on aimait et qu'on désirait, l'on n'éprouve pas la lassitude qui devrait être la suite de cet excès, parce que la joie que l'âme éprouve augmente la force du cœur, favorise les fonctions et répare ce qu'on a perdu.* C'est sur ce principe que Venette, dans l'ouvrage duquel on trouve un bon chapitre sur le danger des plaisirs de l'amour poussés à l'excès, établit que l'union avec une belle femme épuise moins qu'avec une laide. *La beauté a des charmes qui dilatent notre cœur et qui en multiplient les esprits. Il faut croire* avec saint Chrysostôme, *que, s'excitant contre les lois de la nature, le crime est beaucoup plus grand de ce côté-là que de l'autre.* Et peut-on douter que la nature n'ait attaché plus de joie aux plaisirs procurés par les moyens qui sont dans ses voies, qu'à ceux qui y répugnent ?

Une huitième et dernière cause qui augmente

les dangers de la masturbation, c'est l'horreur
des regrets dont elle doit être suivie, quand les
maux ont dessillé les yeux sur le crime et sur
ses dangers.

> Miseri quorum gaudia crimen habent.
> *Foin des plaisirs que le remords doit suivre.*

Et s'il en est qui soient dans ce cas, ce sont
les masturbateurs. Quand le voile est tombé,
le tableau de leur conduite se présente sous les
faces les plus hideuses : ils se trouvent coupables d'un crime dont la justice divine ne
voulut pas surseoir la punition, et qu'elle punit
sur-le-champ de mort ; d'un crime réputé très
grand crime par les païens mêmes :

> Hoc nihil esse putas : scelus est, mihi crede, sed ingens
> Quantum vix animo concipis ipse tuo.
>   MART.

« Tu t'imagines que ce n'est rien : c'est un crime, crois-
moi, mais un crime tel que l'imagination même a peine
à le concevoir. »

La honte qui les suit augmente infiniment
leur misère. Tel est le degré de débordements
dans quelques endroits, que les débauches avec
les femmes n'y sont presque regardées que
comme un usage ; les plus coupables sur cet
article n'en font pas mystère, et ne se doutent
pas même qu'ils puissent en être méprisés.
Quel est le masturbateur qui ose avouer son
infamie ? Et cette nécessité de s'envelopper des
ombres du mystère ne doit-elle pas être, à ses

p'opres yeux, une preuve du crime de ces
actes? Combien n'en est-il pas qui ont péri pour
n'avoir jamais osé révéler la cause de leurs
maux? On lit dans plusieurs lettres de l'*Onania*:
*J'aimerais mieux mourir que de paraître devant
vous après un tel aveu.* On est, en effet, et l'on
doit être infiniment plus porté à excuser celui
qui, séduit par ce penchant que la nature a
gravé dans tous les cœurs, et dont elle se sert
pour conserver l'espèce, n'a de tort que celui
de ne pas s'arrêter au point limité par la loi ou
par la santé; c'est un homme emporté par la
passion qui s'oublie; on est bien plus porté à
le justifier que celui qui pèche en violant toutes
les lois, en renversant tous les sentiments,
toutes les vues de la nature. Sentant combien
il devrait être en horreur à la société, s'il en
était connu, cette idée doit le bourreler sans
cesse. *Il me semble*, m'écrivait un de ces crimi-
nels, dans la même lettre dont j'ai cité un
fragment plus haut, *que chacun lit sur mon
visage l'infâme cause de mon mal ; et cette idée
me rend la compagnie insoutenable.* Ils tombent dans la tristesse et le désespoir; on en a
vu des exemples dans la quatrième section de
cet ouvrage; et ils éprouvent tous les maux
qu'entraîne une tristesse soutenue, sans avoir,
ce qui est affreux pour un criminel, aucun pré-
texte de justification, aucun motif de consolation Et quels sont ces effets de la tristesse? Le
relâchement des fibres, le ralentissement de la
circulation, l'imperfection des digestions, le
manque de nutrition, les obstructions occa-

sionnées par ces resserrements qui paraissent être l'effet le plus particulier de la tristesse ; ces épanchements d'humeurs qui sont une suite des resserrements. *Les couloirs du foie se ferment*, dit M. de Sénac, *et la bile se répand par tout le corps;* les spasmes, les convulsions, les paralysies, les douleurs, l'augmentation de l'angoisse à l'infini ; tous les accidents qui peuvent être une suite de ceux-ci.

Il est inutile de m'étendre davantage sur les dangers particuliers à la masturbation, ils ne sont que trop réels et trop démontrés ; je passe aux moyens de guérison.

ARTICLE III

LA CURATION

SECTION IX

Moyens de guérison proposés par les autres médecins.

Il y a quelques maladies dans lesquelles on est presque sûr du succès des remèdes. Celles qui sont les suites des épuisements vénériens, et, à plus forte raison, de la masturbation, n'entrent pas dans cette classe ; et le pronostic qu'on peut en faire, quand elles sont parvenues à un certain degré, n'a rien que d'effrayant. Hippocrate a annoncé la mort. *C'est une misérable maladie*, dit M. Boerhaave, *je l'ai vue souvent ; je n'ai jamais pu la guérir* [1]. M. van Swieten traita sans succès, pendant trois ans, le malade dont il parle. J'ai vu mourir misérablement de cette maladie. Il y a d'autres malades que je n'ai pas même pu soulager. Cependant ces exemples ne doivent pas décourager ; on en a de plus heureux. Il s'en trouve dans la collection de l'*Onania*, dans les observations

1. *Leçons sur ses Instituts*, p. 776.

des médecins; ma propre pratique m'en a
fourni quelques-uns.

Dans le même endroit où Hippocrate donne
la description de la maladie, telle que je l'ai
rapportée plus haut, il indique la curation :
« Quand le malade se trouve dans cet état, dit-
« il, faites-lui des fomentations par tout le
« corps, ensuite donnez-lui un remède qui le
« fasse vomir ; après cela un autre qui purge
« la tête; ensuite un qui purge par en bas. Il
« faut entreprendre cette cure surtout au prin-
« temps. Après les purgatifs, on donne le petit-
« lait, ou le lait d'ânesse, après cela, le lait de
« vache durant quarante jours. Pendant qu'il
« boira le lait, il ne mangera point de viande,
« et on lui donnera le soir une bouillie de fro-
« ment. Après avoir fini l'usage du lait, on le
« nourrira des viandes les plus tendres, en
« commençant par une petite quantité, et on
« lui fera prendre de l'embonpoint par ce
« moyen. Il évitera pendant un an toute
« débauche, tout exercice immodéré ; il se
« bornera à des promenades dans lesquelles il
« évitera le froid et le soleil. »

On voit qu'Hippocrate commence la cure par
un vomitif et par une purgation. Son autorité
pourrait faire loi ; et cette loi, dans le plus
grand nombre des cas serait nuisible. Il est aisé
de se retirer de cet embarras, en remarquant
qu'il n'ordonne la purgation que dans le but
de détourner la fluxion qu'il supposait se jeter
de la tête sur l'épine dorsale, et que, dans un
autre endroit, il met ceux qui sont malades

après des excès vénériens, dans le catalogue
des personnes auxquelles il ne faut donner
aucun purgatif, *parce que non seulement ils ne
peuvent leur faire aucun bien, mais, qu'au contraire, ils peuvent leur faire du mal*[1]. Ainsi,
c'est cette dernière règle qui doit être regardée
comme générale ; la première forme une exception, et une exception même qui paraît fondée
sur une théorie dont l'erreur est reconnue
aujourd'hui, et qui ne doit par là même avoir
aucune valeur.

On trouve dans la dissertation d'Hoffmann,
que j'ai déjà souvent citée, deux observations
qui doivent rendre très circonspect sur l'usage
de l'émétique ; je les rapporterai l'une et l'autre.
Un homme de cinquante ans, s'étant livré pendant longtemps à des excès en femme, tomba
dans la langueur, la maigreur, la consomption ; sa vue diminua insensiblement, enfin il
ne voyait les objets que comme à travers un
nuage. Ce fut à cette époque qu'il prit un
émétique, pour prévenir la fièvre qu'il crai-
gnait, après un long usage de viande de porc
fumée ; le remède lui fit enfler la tête et
le rendit totalement aveugle. Une prostituée
publique, qui éprouvait un obscurcissement
dans la vue toutes les fois qu'elle avait commerce avec un homme, ayant pris un émétique,
perdit entièrement la vue[2].

M. Boerhaave paraît avoir voulu indiquer les
difficultés de la guérison plutôt que les moyens

1. *De ratione victus in morbis acutis.* Foes, p. 405, 406.
2. *De morbis a nimia vener.*, § 21 et 26.

de l'obtenir. « Il y a peu d'espérance de gué-
« rison ; le lait passe trop facilement ; l'exercice
« à cheval ne fait aucun bien à ces sortes de
« malades, et ils se plaignent que ces remèdes
« les affaiblissent ; effectivement, l'exercice
« rend, dans l'erreur de leurs songes, l'écou-
« lement de la semence plus abondant, et leur
« ôte en même temps leurs forces. Lorsque le
« jour reparaît, ils ne quittent leur lit que
« baignés de sueur et affaiblis par le sommeil
« même ; ils ne peuvent supporter les aroma-
« tiques dont les effets sont aussi dangereux.
« Les seules ressources, dans ce cas, sont les
« bons aliments, un exercice modéré du corps,
« les bains de pied, et les frictions faites avec
« précaution [1]. »

Parmi les consultations de ce grand homme,
que M. de Haller a ajoutées à l'édition qu'il en
a publiée, il y en avait une pour un homme
qui s'était rendu tout à fait inapte aux plaisirs
de l'amour. « Un homme de trente ans s'est
« si fort affaibli les organes de la génération,
« que le sperme s'écoule toutes les fois qu'il y
« a quelque commencement d'érection ; car elle
« n'est jamais complète [2], et la semence n'est
« point lancée avec force, mais elle s'écoule
« goutte à goutte, ce qui le rend impuissant ;
« il a la mémoire, l'estomac, les reins, les
« jambes totalement affaiblis. »

[1]. *Instit. de Méd.*, t. VII, p. 215.
[2]. Ce symptôme est très fréquent parmi les personnes qui se
sont épuisées et il contribue à entretenir l'épuisement ; la plus
petite tentation produit un commencement d'érection, qui est
suivi d'un écoulement.

M. Boerhaave répondit : « Ces maladies sont
« toujours extrêmement difficiles à guérir ;
« elles ne se déclarent presque jamais que
« lorsque le corps affaibli fait que les remèdes
« restent sans effet.

« On peut essayer ce que produiront les
« suivants : 1° Un régime sec et léger, com-
« posé d'oiseaux, de viande de bœuf, de mou-
« ton, de veau, de chevreau, rôtie plutôt que
« bouillie ; d'une petite quantité de bière excel-
« lente ; de peu de vin, mais d'un vin très for-
« tifiant. 2° Beaucoup d'exercice, augmenté
« peu à peu jusqu'à commencement de lassi-
« tude, et toujours à jeun. 3° Des frictions,
« avec une flanelle parfumée de la fumée d'en-
« cens, sur les reins, le bas-ventre, le pubis,
« les aines, le scrotum, faites régulièrement le
« soir et le matin. 4° Il faut prendre de deux
« en deux heures, pendant le jour, une demi-
« drachme de l'opiat suivant :

« ℞. *Terræ Japon. dr. IV. opopanac. dr. V. cort.*
« *Peruv. dr. VI. cons. rosar. rubr. unc. I. oliban. dr.*
« *II. succ. acac. unc. ss. syrup. kerm. q. s. f. l. a.*
« *cond.*

« Et l'on boira par-dessus demi-once du vin
« médicinal :

« ℞. *Rad. caryophill. mont. Pæn. mar. aa. unc. I.*
« *cort. rad. cappar. camirisc. aa. unc. I. ss. lign.*
« *agalloch. veri. unc. I. vin. gall. alb. libr. VI. f. l.*
« *a. vin med.* »

J'espère, ajoutait M. Boerhaave, que le malade sera guéri après en avoir fait usage deux mois. Mais il ne voulut point s'en servir, et il mourut au bout de quelques semaines, d'une dysenterie maligne. Quel eût été l'effet du remède? C'est ce qu'on ne peut pas deviner. M. Zimmermann m'a écrit qu'il en avait fait faire usage à un malade, pendant deux mois, sans aucun succès.

M. Hoffmann indique les précautions qu'il faut prendre et les moyens qu'il faut employer. « Il faut éviter tous les remèdes qui ne con-
« viennent pas aux personnes faibles et qui
« peuvent affaiblir un corps déjà énervé : tels
« sont tous les astringents, ceux qui sont trop
« rafraîchissants, les saturnins, les nitreux,
« les acides et surtout les narcotiques ; ils nui-
« sent tous dans les cas de cette espèce, et
« malheureusement on ne laisse pas que d'en
« faire souvent usage.

« Le but qu'on doit se proposer, c'est de
« rétablir les forces, et de rendre aux fibres le
« ton qu'elles ont perdu. Les remèdes chauds,
« volatils, aromatiques, ceux qui ont une
« odeur forte et agréable, ne conviennent pas
« ici ; il ne faut que des aliments doux, et pro-
« pres à réparer cette substance nutritive géla-
« tineuse que les évacuations immodérées ont
« détruite ; tels sont les bouillons forts de bœuf,
« de veau, de chapon, avec un peu de vin, de
« suc de citron, de sel, de noix muscade et de
« clous de girofle. On joint avec succès à cet
« usage celui des remèdes qui favorisent la

« transpiration, et qui raniment le ton lan-
« guissant des fibres. »

Dans une autre consultation pour un masturbateur, il ordonnait de prendre tous les
matins une mesure de lait d'ânesse, coupé avec
un tiers d'eau de Selter.

Il serait inutile de citer les préceptes ou les
observations d'autres auteurs. Je me conten-
terai de rapporter un cas très utile, tel qu'il
se trouve dans une thèse de M. Weszpremi,
qui renferme quatorze observations intéressantes [1].

W. Conybeare, âgé de trente ans, avait
depuis six ans la vue si obscurcie, sans aucun
vice apparent dans l'œil, qu'il voyait tous les
objets comme à travers un nuage épais. Il avait
été successivement dans les trois hôpitaux les
plus célèbres de Londres, Saint-Thomas, Saint-
Barthélemy et Saint-Georges ; enfin, il y a
deux ans qu'il se rendit dans le nôtre. Partout,
après les autres remèdes, on avait essayé si la
salivation mercurielle pourrait le guérir de
cette espèce de goutte sereine. Les médecins

1. C'est la septième observation. Cette thèse, bien digne d'être
lue, se trouve, avec un très grand nombre d'autres petits
ouvrages presque tous excellents, et introuvables partout ailleurs,
dans la belle collection de thèses pratiques que M. Haller, qui
désire l'avancement de la médecine avec autant de zèle que de
discernement, s'est donné la peine de publier sous ce titre :
*Disputationes ad morborum historiam et curationem fa-
cientes*. Lausann., 1758. Le nom de l'éditeur est le garant du
mérite de l'ouvrage, qui va devenir une des bases des
bibliothèques de pratique. La pièce que je cite est *Stephani
Weszpremi. Observationes medicæ. Trajecti*, 1776. Voyez
t. VII, p. 804.

étaient lassés, et le malade entièrement décou-
ragé. L'interrogeant en particulier et avec beaucoup de soin sur sa maladie, il me dit que, de
temps en temps, il se sentait mal tout le long
de l'épine dorsale, surtout quand il se courbait
pour prendre quelque chose ; que ses jambes
étaient si faibles, qu'il pouvait à peine être
debout une minute sans s'appuyer, autrement
les jambes lui tremblaient et il avait un vertige
et un éblouissement ; que sa mémoire était si
fort affaiblie, que quelquefois il paraissait stu-
pide ; et je vis moi-même qu'il était extrêmement décharné. Tout cela me fit soupçonner
que la goutte sereine pourrait bien n'être qu'un
symptôme d'une maladie plus fâcheuse, et que
le malade était attaqué d'une véritable consomption dorsale.

Je le sollicitai vivement à m'avouer s'il ne
s'était jamais souillé de l'abominable crime
d'Onan, qui détruit entièrement les parties
balsamiques du fluide nerveux. Après bien des
délais, il avoua en rougissant. Je lui ordonnai
de prendre le soir deux pilules mercurielles,
dont chacune contenait six grains de mercure,
et le lendemain une once de sel purgatif, et de
réitérer quatre fois dans quinze jours. Au bout
de ce terme je le fis vivre, suivant l'ordonnance
d'Hippocrate dans un cas semblable, uniquement
de laitage pendant quarante jours. Dans
le même temps, il se faisait frotter deux ou
trois fois par semaine, en se couchant. A la fin
de cette cure, il revint de la campagne en beaucoup meilleur état que quand il était parti. Je

lui conseillai ensuite le bain froid pendant trois semaines ; il le prenait à jeun, à huit heures du matin, de deux jours l'un. Pendant deux mois, il prit deux fois par jour l'électuaire minéral et le julep volatil, auquel il joignait les frictions et les bains de pieds. Ces secours rétablirent si bien sa santé, qu'il voulait reprendre l'exercice de sa profession qui était la boulangerie ; mais je lui conseillai de se vouer à quelque autre, craignant que l'inspiration de la farine qui s'élève en pétrissant, ne formât, dans un estomac et dans une poitrine encore faibles, une colle dont les effets auraient pu être dangereux.

M. Stehelin soulagea la malade dont j'ai parlé, section II, page 21, par des bains fortifiants, la teinture de Mars de Ludovic, et des bouillons apéritifs.

Les principaux remèdes de l'*Onania* sont des secrets qu'il s'est réservés. On voit, en général, et cette observation est importante, qu'il n'employait aucun évacuant, et que les roborants seuls en étaient la base, sous le nom de teinture fortifiante. *the strenthening tincture*, et de poudre prolifique, *the prolific powder*. Ils agissent sans que leur action produise aucun effet sensible ; mais, ce sont les termes de l'auteur, ils *enrichissent*, ils *fortifient*, ils *nourrissent* les parties génitales de l'un et de l'autre sexe ; ils leur donnent une nouvelle force ; ils favorisent la génération de la semence ; ils relèvent puis-

1 *Onania*, p. 177.

samment les forces d'une nature accablée[1] ; en
un mot, comme tous les secrets, ils opèrent
tout ce qu'on leur demande. Il y a un troisième
remède inconnu, sous le nom de potion res-
taurante, qui agit aussi très efficacement ; et,
en effet, si l'on doit ajouter foi à tous les témoignages qui déposent en faveur de ces remèdes,
ils ont sans doute beaucoup de vertu. Outre ces
trois *arcanes*, il donne quelques formules ;
l'une est une potion composée d'ambre, d'aromates et de quelques autres remèdes de la
même classe ; une seconde est un liniment composé d'huiles essentielles, de baumes, de teintures âcres. L'une et l'autre de ces composi-
tions me paraissent trop stimulantes ; et, comme
elles n'ont pour elles aucune expérience, j'en
omets la description : il en indique deux autres
qui paraissent plus convenables.

DÉCOCTION

℞. *Flor. siccat. lamii*[1] *mpl. VI. radic. cyper. et
galang. aa. une. II. rad. bistort. unc. I. rad. osmund.
regal. une. II. flor. ros. rubr. mpl. IV. Ichthyocoll.
unc. III.*

*Scissa tus. mixt. cum aqua quart. VIII. ad quarta
part. evaporat. coquant.* Pour en prendre tous les
jours un quart [2].

INJECTION

℞. *Sacchari Saturni, vitriol. alb. alum. rup. aa. dr.
I. aq. chalyb. fabror. pint. II. ss, per dies decem igne
arenæ digerantur : add. spir. vin. camphr. cochl III.*

1. Il ne désigne point l'espèce ; ce ne peut être que le *lamium
album white Archangel*, ou le *lamium maculatum*.
2. Le *quart* anglais est la même mesure que la *pinte* de Paris.

On trouvera de très sages vues, applicables à la maladie dont je traite, dans un livre qui vient de paraître, intitulé : *Précis de médecine pratique*, par M. Lieutaud, médecin desEnfants de France, qui, après s'être fait un nom distingué parmi les anatomistes et les physiologistes, vient de s'assurer, par cet ouvrage, un des premiers rangs parmi les praticiens. Les chapitres relatifs à la consomption dorsale sont ceux qui ont pour titre : *calor morbosus*, chaleur morbifique, maladie, pour le dire en passant, très fréquente, dont personne n'avait parlé, que l'on traite souvent très mal, comme je m'en suis plaint ailleurs, et dont M. Lieutaud a développé le premier les symptômes, la nature et le traitement ; *vires exhaustæ*, l'épuisement ; et *anæmia*, qu'on peut traduire *le manque de sang*, chapitre très intéressant, qui est tout entier à l'auteur.

M. Lewis, dont je n'avais point pu me procurer l'ouvrage avant l'impression de la première édition du mien, est celui de tous qui s'est le plus étendu sur la cure. J'ai eu le plaisir de voir que nous étions parfaitement dans les mêmes idées, et que nous employons les mêmes remèdes, surtout le kina et les bains froids ; conformité qui me paraît prouver en faveur de la méthode que nous avons suivie l'un et l'autre. Je ne rapporterai ici que les deux aphorismes qui renferment la substance de sa doctrine ; je me servirai de quelques passages de l'explication qu'il y ajoute, pour confirmer, dans la section suivante, ma pratique

« La cure de cette maladie, dit cet habile
« médecin, dépend de deux articles : ce qu'il
« faut éviter et ce qu'il faut faire ; et les remèdes
« n'ont aucune efficacité si l'on n'apporte pas
« une grande attention à tout ce qui regarde
« les choses non naturelles, ou toutes les
« branches du régime. Un air sain est de la
« plus grande importance. La diète doit être
« fortifiante sans échauffer. Le sommeil ne
« doit pas être trop long, et il faut dormir à
« des heures convenables. On doit prendre
« un exercice modéré, surtout à cheval. Si les
« évacuations naturelles se font irrégulière-
« ment, il faut les mettre dans l'ordre. Le
« malade doit chercher à se distraire par la
« compagnie, ou par les plaisirs innocents.

« Tous les remèdes doivent être tirés de deux
« classes, les balsamiques et les fortifiants[1]. »

Il recommande beaucoup, au lieu de thé,
qui est toujours, dit-il, très nuisible aux nerfs,
l'infusion de mélisse ou de menthe, en mettant
dans chaque tasse une cuillerée d'une mixture
balsamique, composée de crème et de jaunes
d'œufs battus ensemble avec deux ou trois
gouttes d'huile de cannelle[2], ce qui fait une
boisson dont le palais et l'estomac s'accommo-
dent très bien, comme j'ai eu l'occasion de le
remarquer moi-même ; et ce remède est en
effet véritablement balsamique et fortifiant.
Mais je placerai ici une remarque qui peut être
utile, c'est que M. Lewis indique parmi les

1. Sect. 10, p. 27. *Robuison consompt.*, p. 98.
2. *A Practical Essay*, p. 20, 25 et 34.

fortifiants qu'il conseille, les remèdes tirés du plomb[1]; et je me fais un devoir d'avertir que, malgré son autorité et celle de quelques autres médecins respectables, l'usage intérieur des préparations de plomb est un véritable poison, de l'aveu presque unanime de tous les médecins; j'en ai vu les effets les plus tristes; et l'impudente imprudence des charlatans ne fournit que trop d'occasions d'en observer de tels. Si on veut le conserver, comme celui de quelques autres poisons, qu'au moins l'administration en soit réservée à ceux qui sont en état de connaître ses dangers et ses vertus, et qu'on ne l'indique pas sans précautions dans des ouvrages destinés au public.

Je finirai cette section par la méthode que M. Storck emploie dans ces maladies; elle est très simple et très efficace. En comparant toutes ces méthodes, on verra qu'elles sont toutes fondées sur les mêmes principes, qu'elles tendent au même but, et qu'elles emploient des moyens très ressemblants les uns aux autres; conformité qui fait l'éloge de la méthode et inspire de la confiance. « On commence, dit « M. Storck, par les nourrir de bouillons « succulents. Le riz, les gruaux d'avoine, ceux « d'orge cuits avec du bouillon ou du lait, et « le lait sont très utiles; mais il faut observer « d'en faire prendre peu et souvent. Si l'es- « tomac était si fort affaibli, comme cela arrive « quelquefois quand la maladie a fait de grands

1. *A Practical Essay*, p. 26, 28.

« progrès, qu'il ne pût pas même soutenir ces
« aliments sans de grandes angoisses, il fau:
« donner une nourrice au malade, ce qui en a
« quelquefois tiré de l'état le plus fâcheux.
« On redonne de la force et de l'action aux
« fibres relâchées, par l'usage d'un vin avec le
« fer, le kina et la cannelle. Dès que le malade
« a assez de force pour se promener, il lui est
« extrêmement utile d'aller dans un air de
« campagne très pur, ou de montagne [1]. »

1. *Medicus annus*, t. II, p. 216.

SECTION X

Pratique de l'auteur.

Il y a quelques maladies dans lesquelles il
est difficile de démêler exactement la cause, et
par là même de déterminer l'indication et de
régler le traitement, mais qui se guérissent
avec assez de facilité quand on est parvenu à
ce point; il n'en est pas de même dans la consomption dorsale. On sait quelle est la maladie;
on en connaît la cause : c'est, comme le dit
M. Lewis, *une espèce particulière de consomption, dont la cause prochaine est une faiblesse
générale des nerfs.* L'indication est aisée à
former; on ne peut pas être partagé par là
même sur l'essentiel du traitement; mais souvent le meilleur traitement échoue; c'est une
raison de plus pour en fixer les détails avec
exactitude. Le relâchement général des fibres,
la faiblesse du genre nerveux, l'altération des
fluides, sont les causes du mal. Il dépend de
l'affaiblissement de toutes les parties; il faut
leur rendre leur force, c'est l'unique indication.
Elle a ses subdivisions tirées des différentes
parties affaiblies; mais, comme les mêmes
remèdes servent à les remplir toutes, il est
inutile de les détailler ici; elles l'ont été dans
le cours de cet ouvrage.

Ceux qui ignorent absolument la médecine, et qui en parlent cependant plus que ceux qui la savent, croiront qu'il est fort aisé de remplir cette indication, et qu'avec de bons aliments et des cordiaux, dont nos boutiques abondent, on fortifie bien aisément ; de tristes expériences ont, au contraire, appris aux plus grands médecins que rien n'était plus difficile.

Il est bien aisé, ditM. Gorter, *de diminuer les forces ; on n'a presque aucun secours pour les réparer*[1]. On le comprendra aisément, si on réfléchit que les aliments et les remèdes ne sont autre chose que les instruments dont la nature se sert pour s'entretenir, réparer ses pertes, et remédier aux dérangements qui surviennent dans le corps. Et qu'est-ce que la nature ? *L'agrégat des forces du corps, distribuées harmoniquement*. C'est la force vitale distribuée respectivement dans les différentes parties. Quand les forces sont épuisées, c'est donc la nature qui est en défaut ; c'est l'architecte ouvrier qui ne fonctionne plus : donnez-lui des matériaux tant que vous voudrez, il est hors d'état de les employer. Vous pouvez l'enterrer avec son bâtiment, sous la pierre, le bois et le mortier, sans qu'il se répare un seul pouce de muraille. Il en est de même des maladies qui dépendent de la destruction des forces ; les aliments ne réparent point, et les remèdes n'agissent point. J'ai vu des estomacs si affaiblis, que les aliments n'y recevaient pas plus

____

1. *De perspir. insens.*, p. 504.

de préparation que dans un vaisseau de bois ;
quelquefois ils s'y arrangent suivant les lois de
leurs gravités spécifiques ; et, quand enfin une
nouvelle dose irrite l'estomac par son poids, on
les voit ressortir successivement par un léger
effort, très séparés les uns des autres. D'autres
fois, par un plus long séjour, ils s'y corrompent,
et on les vomit tels qu'ils seraient, si on les eût
laissés gâter dans un bassin d'argent ou de por-
celaine. Que doit-on espérer des aliments dans
des cas de cette espèce ?

L'épuisement n'est pas aussi considérable dans
tous : il en est dans lesquels les forces ne sont
qu'affaiblies sans être totalement détruites ; il
reste alors quelques ressources dans les aliments et même dans les remèdes. Ce qui reste
de la nature tire quelque parti des premiers ;
et, les derniers doivent être de ceux qu'on a
remarqués propres à ranimer ce principe d'action vitale qui s'éteint : ce sont les secours
étrangers dont on aide l'architecte, pour qu'il
puisse travailler à son ouvrage en dépensant le
moins possible de ses forces ; c'est, d'autres
fois, le coup d'éperon qu'on donne à un cheval
faible, pour qu'il fasse un effort dans un mauvais pas. Mais qu'il faut d'habileté et de prudence pour savoir juger d'un coup d'œil la
profondeur du bourbier, la force de l'animal,
et les comparer ! Si l'ouvrage est au-dessus de
ses forces, ce coup d'éperon l'obligera, il est
vrai, à un effort ; mais si cet effort ne peut pas
le mettre au bon chemin, il ne fera que l'épui-
ser totalement.

La faiblesse produite par la masturbation offre une difficulté dans le choix des remèdes fortifiants, qui ne se présente pas dans d'autres cas; c'est qu'il faut éviter avec le plus grand soin ceux qui, en irritant, pourraient réveiller l'aiguillon de la chair. C'est une loi de la mécanique animée, si différente de l'inanimée, et si peu soumise aux mêmes règles, que, quand les mouvements s'augmentent, l'augmentation est plus considérable dans les parties qui en sont le plus susceptibles : ce sont, chez les masturbateurs, les parties génitales, c'est donc dans ces parties que l'effet des remèdes irritants se manifestera le plus sensiblement ; et les suites dangereuses de cet effet ne peuvent rendre trop circonspect sur les moyens qu'on emploie. Quels peuvent-ils donc être ? C'est ce que j'examinerai après avoir détaillé le régime. Je suivrai, dans ce détail, la division ordinaire des six choses non naturelles : l'air, les aliments, le sommeil, les mouvements, les évacuations naturelles, et les passions.

L'Air.

L'air a sur nous l'influence que l'eau a sur les poissons, et même une beaucoup plus considérable. Ceux qui savent à quel point cette première influence s'étend, qui n'ignorent pas que les gourmets connaissent non seulement la rivière, mais encore l'endroit de la rivière où un poisson a été pris, et qu'ils distinguent,

. . . . . Lupus hic, Tiberinus, an alto
Captus hiet? pontesne inter jactatus, an amnis
Ostia sub Tusci ?

« Si ce bar à la gueule béante a été pêché dans le
Tibre ou en pleine mer, s'il a pris ses ébats entre les
ponts ou à l'embouchure du fleuve toscan ; »

ceux-là, dis-je, sentiront combien il importe
pour les malades de respirer un air plutôt
qu'un autre. Ceux qui sont entrés une fois en
leur vie dans une chambre qu'on habite sans
l'aérer ; ceux qui auront côtoyé les marais dans
les chaleurs, habité dans des lieux bas entourés
d'éminences de tous côtés ; ceux qui auront
passé d'une ville peuplée dans la campagne,
qui auront respiré l'air au lever du soleil ou à
midi, avant ou après une pluie ; tous ces gens-
là, dis-je, comprendront comment l'air peut
influer sur la santé.

Temperie cæli corpusque animusque juvatur.
                                               OVIDE.

« La douceur du climat a une heureuse influence sur
l'âme et le corps. »

Les faibles ont plus besoin du secours d'un
air pur que les autres ; c'est un remède qui agit
(et c'est peut-être le seul) sans le concours de la
nature, sans employer ses forces ; il est par là
même de la plus grande importance de ne pas
le négliger. Celui qui convient le mieux à une
atonie générale, c'est un air sec et tempéré : un
air humide, un air trop chaud, sont pernicieux.

Je connais un malade de cette espèce que les grandes chaleurs jettent dans un épuisement total, et dont la santé varie en été, suivant l'alternative des jours plus ou moins chauds. Un air trop froid est beaucoup moins à craindre, et cela doit nécessairement être ainsi ; la chaleur relâche les fibres déjà trop lâches, et dissout les humeurs déjà trop fondues ; le froid, au contraire, remédie à ces deux maux.

Quand les Caraïbes sont attaqués de paralysie à la suite de ces terribles coliques convulsives auxquelles ils sont sujets, lorsqu'on ne peut pas les envoyer aux bains chauds, qu'on trouve dans le nord de la Jamaïque, on se contente de les envoyer dans quelque endroit plus froid que leur pays ; et ce seul changement d'air opère toujours très favorablement.

Une autre qualité essentielle de l'air, c'est qu'il ne soit point chargé de particules nuisibles, qu'il n'ait point perdu, par son séjour dans des lieux habités, cette espèce de qualité vivifiante qui en fait toute l'efficacité, et qu'on pourrait appeler l'esprit vital aussi nécessaire aux plantes qu'aux animaux ; et tel est l'air qu'on respire dans une campagne bien aérée, jonchée d'herbes et plantée d'arbres et d'arbrisseaux. Que le malade, dit Arétée [1], demeure dans le voisinage des prés, des fontaines et des ruisseaux ; les exhalaisons qui en émanent et la gaieté que ces objets inspirent, fortifient l'âme, animent les forces et rétablissent la vie. L'air de la ville,

____

1. *De curat. acutor.*, l. II, c. iii, p. 102.

sans cesse inspiré et expiré, continuellement
rempli d'une foule de vapeurs ou d'exhalaisons
infectes, réunit les deux inconvénients d'avoir
moins de cet esprit vital et d'être chargé de
particules nuisibles. Celui de la campagne pos-
sède les deux qualités opposées ; c'est un air
vierge et un air imprégné de tout ce qu'il y a
de plus volatil, de plus agréable, de plus cor-
dial dans les plantes, et de la vapeur de la terre
qui, elle-même, est très salubre. Mais il serait
inutile de se choisir une demeure dans un bon
air, si on ne le respirait pas. L'air des chambres,
si on ne le renouvelle pas continuellement, est
à peu près le même dans toutes ; ce n'est presque
pas en changer que de passer d'une chambre
fermée en ville dans une chambre fermée à la
campagne. On ne jouit de toute la salubrité
d'une atmosphère saine qu'en pleins champs.
Si les infirmités ou la faiblesse ne permettent
pas de s'y transporter, on doit renouveler plusieurs fois par jour l'air de la chambre, non
pas en ouvrant simplement une porte ou une
fenêtre, ce qui le renouvelle peu, mais en faisant passer dans la chambre un torrent d'air
frais, en ouvrant tout à la fois dans deux ou
trois endroits opposés. Il n'y a aucune maladie
qui n'exige cette précaution ; mais alors il convient de soustraire le malade à une trop grande
impression, ce qui est toujours très aisé.

Il est aussi extrêmement important de respirer l'air du matin ; ceux qui s'en privent pour
rester dans une atmosphère étouffée entre quatre
rideaux renoncent volontairement au plus

agréable et peut-être au plus fortifiant de tous les remèdes. La fraîcheur de la nuit lui a rendu tout son principe vivifiant, et la rosée qui s'évapore peu à peu, après s'être chargée de tout le baume des fleurs sur lesquelles elle a séjourné, le rend véritablement médicamenteux. On nage au milieu d'une essence de plantes qu'on inspire continuellement, et dont rien ne peut suppléer le bon effet. Le bien-être, la fraîcheur, la force, l'appétit qu'on sent pendant le reste du jour, en sont une preuve à la portée de tout le monde, plus forte que tout ce que je pourrais ajouter. J'en ai vu encore très récemment les effets les plus sensibles sur quelques personnes valétudinaires, sur celles surtout qui étaient hypocondriaques; elles éprouvaient, de la manière la plus marquée, que, si elles humaient l'air au lever du soleil, elles se sentaient beaucoup plus gaies le reste du jour; et ceux qui vivaient avec elles, n'auraient pas pu se tromper à cette marque sur l'heure de leur lever. On sent combien cet effet est important pour les malades de la consomption dorsale, qui sont si souvent hypocondriaques. Le retour de la gaieté démontre seul, d'une façon invincible, un amendement général dans la santé.

Les Aliments.

On doit être guidé dans le choix des aliments par ces deux règles : 1° ne prendre que des aliments qui, sous un petit volume, contiennent beaucoup de nourriture, et qui se

digèrent aisément. C'est l'aphorisme de Sanctorius : *Coïtus immoderatus postulat cibos pau-
cas et boni nutrimenti* [1]; éviter tous ceux qui ont
de l'âcrete. Il est important de rendre à l'estomac
toutes ses forces; et rien ne détruit plus la force
des fibres animales, qu'une extension forcée;
ainsi, si l'on dilatait l'estomac par la quantité
des aliments, on l'affaiblirait journellement :
d'ailleurs, s'il est trop rempli, les personnes
faibles éprouvent un état de malaise, d'angoisse, de faiblesse et de mélancolie, qui augmente tous leurs maux. On prévient ces deux
inconvénients, en choisissant des aliments tels
que je les ai indiqués, et en n'en prenant que
peu à la fois, mais fréquemment. Il est essentiel qu'il puisse donner aisément ce qu'ils ont
de nutritif. L'estomac n'est pas en état de
digérer ce qui se digère difficilement : son
action extrêmement languissante, serait totalement détruite par des aliments, ou trop durs,
ou propres à diminuer ses forces.

On peut, sur ces principes, forme. le catalogue de ceux qui conviennent dans ce cas, et
de ceux qu'on doit exclure. Dans la dernière
classe sont les viandes naturellement dures et
indigestes, telles que celles du porc, toutes
celles de vieux animaux ; celles que l'art a
durcies au moyen du sel et de la fumée, préparation qui les rend en même temps âcres ;
toutes celles qui sont trop grasses; les autres

1. Sect. 6, alph. 22. Un coït immodéré exige, sous un petit
volume, une excellente alimentation.

graisses quelconques, qui relâchent les fibres
de l'estomac, diminuent l'action déjà trop faible des sucs digestifs, restent indigestes, disposent à des obstructions, et acquièrent par
leur séjour un caractère d'âcreté qui, irritant
continuellement, donne de l'inquiétude, des
douleurs, de l'insomnie, de l'angoisse, de la
fièvre. Il n'y a rien, en un mot, dont les personnes qui ne digèrent pas, doivent se garder
avec plus de soin que des choses grasses. Les
pâtes non fermentées, surtout quand elles sont
pétries avec des graisses, sont une autre espèce
d'aliment très fort au-dessus des forces d'un
mauvais estomac. Les herbes potagères, en
produisant des gonflements qui le distendent,
et qui gênent en même temps la circulation
dans les parties voisines, sont également nuisibles ; tels sont généralement toutes les espèces de choux, les légumes à cosse, et ceux
qui ont un goût et une odeur extrêmement
âcres, dernière qualité qui les rend nuisibles,
indépendamment des flatuosités.

Les fruits, qui sont si salutaires dans les
maladies aiguës et inflammatoires, dans les
obstructions, surtout dans celles du foie et
dans plusieurs autres maladies, ne conviennent
jamais dans ces cas ; ils affaiblissent, ils relâchent, ils énervent les forces de l'estomac ; ils
augmentent la dissolution du sang déjà trop
aqueux ; mal digérés, ils fermentent dans l'estomac et dans les intestins, et cette fermentation développe une quantité étonnante d'air,
qui produit des distensions énormes qui déran-

gent absolument le cours de la circulation.
J'ai vu cet effet être si considérable chez une
femme, pour avoir mangé trop de fruits rouges,
vingt-quatre jours après une couche très heureuse, que le ventre était tendu au point de
devenir livide ; elle était dans l'assoupissement
et avait le pouls presque imperceptible. Les
fruits laissent aussi dans les premières voies
un principe acide, propre à occasionner plusieurs accidents fâcheux ; ainsi il faut presque
entièrement s'en priver. Les végétaux crus,
le vinaigre, le verjus, ont les mêmes inconvénients et méritent la même exclusion.

Quoique le catalogue des aliments défendus
soit long, celui des aliments permis l'est encore davantage. Il comprend toutes les viandes
d'animaux jeunes, nourris dans de bons endroits et bien nourris : telles sont surtout
celles de veau, de jeune mouton, de jeune
bœuf, de poulet, de pigeon, de poulet d'Inde,
de perdreau. Les alouettes, les grives, les
cailles, les autres gibiers, sans être absolument
interdits, ont cependant des inconvénients qui
ne permettraient pas d'en faire un usage jour-
nalier. Le poisson est dans le même cas.

On doit non seulement choisir les viandes
avec soin, il faut encore les préparer convena-
blement. La meilleure façon, c'est de les rôtir
à un feu doux qui conserve leur suc et qui ne
les dessèche pas, ou de les cuire lentement
dans leur propre jus. Celles qu'on fait bouillir
avec beaucoup d'eau, donnent au bouillon tout
ce qu'elles ont de succulent et restent incapa-

bles de nourrir ; souvent elles ne sont que des fibres charnues dénuées de leurs sucs et char-gées d'eau, également insipides au goût et indigestes a l'estomac. Il est très ordinaire de voir des personnes faibles, fort éloignées de tout soupçon de friandise, qui ne peuvent point en manger sans sentir que leur estomac souffre. Plus les viandes sont tendres, moins elles sou-tiennent cette préparation, qu'on devrait réser-ver, quant aux malades, pour tirer des viandes dures ce qu'elles ont de nourrissant.

Quelques soins qu'on donne à la préparation de la viande, il est des personnes qui ne peu-vent pas la digérer : on est réduit à ne leur en donner que le jus, qu'on exprime après l'avoir fait médiocrement cuire ; mais comme il se corromprait très aisément, il faut y joindre un peu de pain et une petite dose de jus de citron, ou un peu de vin : un tel mélange est tout ce qu'on peut employer de plus nourrissant. Quelques écrevisses cuites et écrasées dans le bouillon en relèvent le goût, et le rendent peut-être encore plus fortifiant ; mais elles ont le double inconvénient d'être un peu échauf-fantes et de rendre le bouillon plus susceptible d'une prompte corruption ; ainsi il faut être sur ses gardes à ces deux égards. Le pain et les légumes verts n'ont pas l'avantage de réunir beaucoup de nourriture sous un petit volume ; mais leur usage, surtout celui du pain, est abso-lument indispensable, pour prévenir non seu-lement le dégoût que l'usage d'un régime tout animal ne manquerait pas de produire, mais

encore la putridité qui en serait une suite, si on
ne le mêlait pas de végétaux. Sans cette précaution, l'on verrait bientôt éclore, dans les
premières voies, l'alcali spontané, et tous les
désordres qu'il peut entraîner. J'ai vu les plus
grands accidents produits par ce régime, chez
des personnes faibles à qui on l'avait ordonné.
Un des symptômes les plus ordinaires est l'altération; ils sont obligés de boire, et la boisson
les affaiblit ; d'ailleurs, elle se mêle difficilement avec les humeurs, parce que ce mélange
dépend de l'action des vaisseaux, qui est très
languissante; et si, par un malheur très ordinaire chez ceux qui ne prennent que très peu
de mouvement, l'action des reins diminue, les
liquides passent dans le tissu cellulaire et forment d'abord des œdèmes, et enfin des hydropisies de toutes les espèces.

On prévient ces dangers en mariant toujours
le régime végétal avec l'animal. Les meilleures
herbes sont les racines tendres et les herbes
chicoracées, les cardes et les asperges. Il y en
a d'autres qui, quoique fort tendres, incommodent, parce qu'elles rafraîchissent trop ; elles
amortissent la force de l'estomac.

Les graines farineuses, préparées et cuites
en crème avec du bouillon de viande, sont un
aliment qui n'est point à mépriser; il réunit
ce qu'il y de plus nourrissant dans les deux
règnes, et le mélange prévient le danger de
chaque aliment donné seul; le bouillon empêche la farine de s'aigrir, la farine empêche
le bouillon de pourrir. On s'aperçoit aisément,

en lisant les observateurs avec un peu de réflexion, que les maladies sont plus malignes
dans le nord de l'Europe que dans sa partie
moyenne ; cela ne viendrait-il point de ce que
l'on y mange plus de viande et moins de végétaux ?

Ce que j'ai dit plus haut des fruits n'empêche
pas, quand l'estomac conserve encore quelques
forces, qu'on ne puisse de temps en temps s'en
permettre une petite quantité, des mieux choisis pour l'espèce et la maturité ; les plus aqueux
sont ceux qui conviennent le moins.

Les œufs sont un aliment du genre animal
et un aliment extrêmement utile ; ils fortifient
beaucoup et se digèrent aisément, moyennant
qu'ils ne soient que peu ou point cuits, car dès
que le blanc est durci, il ne se dissout plus ; il
devient pesant, indigeste et ne répare pas ;
c'est alors l'aliment des estomacs qui digèrent
trop et non de ceux qui ne digèrent point. La
meilleure façon de les manger, c'est de les
avaler en sortant de la poule sans coction, ou
de les manger à la coque, après les avoir seulement plongés trois ou quatre fois dans l'eau
bouillante, ou délayés dans du bouillon chaud
qui ne bouille pas.

Enfin une dernière espèce d'aliment, c'est le
lait : il réunit toutes les qualités qu'on désire ;
il n'a aucun des inconvénients qu'on craint.
C'est le plus simple, le plus facile à assimiler,
celui qui répare le plus promptement ; tout
préparé par la nature, on ne risque point de le
gâter par la préparation artificielle ; il nourrit

comme le jus de viande et n'est point susceptible de putridité; il prévient l'altération; il
tient lieu d'aliment et de boisson; il entretient
toutes les sécrétions; il dispose à un sommeil
tranquille; en un mot, il est propre à remplir
toutes les indications qui se présentent dans
ce cas, et M. Lewis l'a vu produire les meilleurs effets[1]. Zacutus Lusitanus dut à son
usage le rétablissement d'un jeune homme,
que des excès avec les femmes avaient jeté
dans une fièvre lente, accompagnée d'une chaleur brûlante et d'une ardeur d'urine qui
l'avait absolument détruit, et l'avait mis dans
l'état d'un squelette[2]. Pourquoi donc ne l'em-
ploie-t-on pas toujours et ne le substitue-t-on
pas à tous les autres aliments? Par une raison
qui lui est particulière. qui en dénature souvent
l'effet, et qui fait qu'il en produit quelquefois
un très différent de celui qu'on espérait et
qu'on avait lieu d'attendre.

Cette raison, c'est l'espèce de décomposition
à laquelle il est sujet. Si la digestion n'en est
pas prompte, s'il séjourne trop longtemps dans
l'estomac, ou si, sans y séjourner longtemps,
il y trouve des matières propres à hâter cette
décomposition, il éprouve les changements que
nous lui voyons subir sous nos yeux : la partie
butyreuse, la caséeuse et la séreuse se séparent; le petit lait occasionne quelquefois une
diarrhée prompte, d'autres fois il passé par

1. Page 27.
2. Zacut. Lusitan., *Prax. medic. admir.*, lib. II, obs. 70.

les voies urinaires ou par la transpiration sans nourrir ; les autres parties, si elles restent dans l'estomac, ne tardent pas à le molester, à occasionner des maladies, des gonflements, des nausées, des coliques ; si l'on ne s'en trouve pas incommodé d'abord, c'est qu'elles passent par les intestins, où elles peuvent, il est vrai, séjourner un certain temps sans nuire sensiblement, mais elles y acquièrent une âcreté singulière, et au bout d'un certain temps elles produisent des accidents que le délai n'a pas rendus moins dangereux ; et l'on peut établir comme une loi qui doit rendre extrêmement circonspect quand on ordonne le lait dans les cas graves, que si c'est l'aliment dont la digestion est la plus aisée, c'est aussi celui dont l'indigestion est la plus fâcheuse. On a vu plus haut les difficultés que M. Boerhaave trouvait dans son usage ; mais quelque grandes qu'elles soient, les avantages qu'on peut en retirer sont assez considérables pour qu'on cherche tous les moyens possibles de les surmonter, et heureusement il y en a. On peut les ranger sous deux classes : les attentions de régime et les remèdes. Je renverrai l'examen de ceux-ci à un des articles suivants.

Les attentions du régime sont : 1° le choix du lait : pour quelque espèce qu'on se détermine, la femelle qui le fournit doit être saine et bien soignée ; 2° il faut éviter, pendant qu'on le prend, tous les aliments qui peuvent l'aigrir, et tels sont tous les fruits, tant crus que cuits, et en général, tout ce qui a de l'acidité ; 3° il

faut le prendre dans des temps fort éloignés
des autres aliments ; il n'aime aucun mélange ;
4° n'en prendre que peu à la fois ; 5° avoir l'estomac, le bas-ventre et les jambes extrêmement au chaud ; 6° (sans cette précaution toutes
les autres sera'ent très inutiles) se modérer
extrêmement sur la quantité des aliments,
même les mieux choisis. On ne doit, pendant
qu'on prend le lait, donner aucun travail à
l'estomac ; la plus petite surcharge, la plus
légère indigestion y laisse un principe de corruption qui corrompt sur-le-champ le lait et
du plus sain des aliments peut faire un poison
quelquefois violent, et au moins toujours très
nuisible.

Quel lait mérite la préférence ? Pour répondre à cette question je n'entrerai point dans
l'examen des différentes sortes de lait ; ce serait
prolonger mon ouvrage par un hors-d'œuvre ;
on a là-dessus plusieurs secours et peut-être
point de meilleur qu'une dissertation, aujour-
d'hui fort rare, de feu M. d'Apples, docteur
en médecine et professeur de grec et de morale
dans cette Académie[1]. On n'emploie presque
plus aujourd'hui que celui de femme, d'ânesse,
de chèvre et de vache. Chacun a ses qualités
différentes ; c'est la comparaison de ces qualités
et les indications qu'offre la maladie, qui doivent déterminer le choix qu'on fait de l'un ou
de l'autre. Il y a peu de cas dans lesquels celui
de vache ne puisse tenir lieu de tous les autres.

1. ΓΑΛΑΚΤΟΛΟΓΙΑΣ *Tentanem*, etc. Bas'e, 1707.

On croit généralement celui de femme plus
fortifiant, c'est l'idée des plus grands maîtres;
mais cette opinion est mal fondée. On allègue
pour motif l'usage qu'elle fait de viandes, sans
réfléchir que dans le même temps on donne la
préférence à celui d'une robuste paysanne qui
n'en mange point ou du moins très peu, et qui
ne vit que de pain et de végétaux. Je crois
cependant qu'on pourrait l'essayer avec succès; les belles cures opérées par son usage ne
laissent aucun doute sur son efficacité ; mais
il a un inconvénient qui lui est particulier,
c'est qu'il doit être pris immédiatement au
mamelon qui le fournit; c'est une précaution
dont Galien a déjà connu la nécessité; et en se
moquant de ceux qui ne veulent pas s'y astreindre, il les renvoie *comme des ânes au lait
d'ânesse.* Mais le vase n'exciterait-il point des
désirs qu'on cherche à amortir, et ne serait-on
pas exposé à voir renouveler l'aventure du
prince dont Capivaccio nous a conservé l'histoire? On lui donna deux nourrices; le lait produisit un si bon effet, qu'il les mit à même de
lui en fournir de plus frais au bout de quelques
mois, s'il se trouvait en avoir besoin.

On croit que le lait d'ânesse est le plus
analogue à celui de femme; mais qu'on me
permette de le dire, c'est une assertion d'opinions plus que d'expérience. Il est le plus
séreux et par là même le plus relâchant; c'est
une erreur funeste de le croire le plus fortifiant.
Des observations journalières démontrent le
contraire et prouvent que, non seulement il

n'est pas plus efficace, mais que peut-être il
l'est le moins. Je n'en ai pas toujours vu de
bons effets, et je ne suis pas le seul. *Il me sem-*
ble, m'écrivait M. de Halle, *que ce lait d'ânesse*
fait rarement ce qu'on lui demande. L'inutilité
est un bien grand défaut dans un remède sur
lequel on fonde la guérison des maladies les
plus graves. M. Hoffmann le conseillait dans
les cas où il y avait tout à la fois épuisement
et cupidité [1].

Avant de quitter ce qui regarde les aliments,
je dois finir par le conseil d'Horace, c'est de ne
pas faire des mélanges :

> . . . . Nam variæ res
> Ut noceant homini credas, memor illius escæ,
> Quæ simplex olim sederit : at, simul assis
> Miscueris elixa, simul conchylia turdis,
> Dulcia se in bilem vertent, stomachoque tumultum
> Lenta feret pituita.

« La diversité des mets nuit à l'homme; souviens-toi
que tu t'es trouvé dispos toutes les fois que tu t'es nourri
d'un seul plat ; mais à peine as-tu mêlé les viandes
rôties à des viandes bouillies, les huîtres et les grives,
les plus douces saveurs s'altèrent, deviennent bile !

« Ton estomac livré à la guerre intestine se charge
d'une pituite qui le torture lentement. »

On voit, sans qu'il soit besoin d'insister sur
ce conseil, combien il est impossible que des
aliments très différents subissent dans le même
temps une digestion parfaite. Ce mélange est

1, *Ibid.*, § 32.

une des causes qui ruinent les santés les plus
fo:tes et qui tuent les faibles; ils ne peuvent
l'éviter avec trop de soin.

Une autre attention également nécessaire et
presque également négligée, c'est une mastication exacte; c'est un secours dont les estomacs les plus vigoureux ne peuvent pas se
passer longtemps sans déchoir sensiblement
et sans lequel les faibles ne font que la digestion la plus imparfaite. Il faut avoir beaucoup
observé, pour s'imaginer jusqu'à quel point il
importe à la santé de mâcher soigneusement.
J'ai vu les maux d'estomac les plus rebelles, et
les langueurs les plus invétérées, se dissiper
par cette seule attention. J'ai vu, d'un autre
côté, des personnes bien portantes tomber dans
les infirmités quand leurs dents endommagées
ne leur permettaient plus qu'une mastication
imparfaite, et ne recouvrer leur santé que
quand, après la perte totale de leurs dents, les
gencives acquéraient cette dureté qui les met
à même d'en faire les fonctions.

Tant de détails, tant de précautions et de
privations sont exprimés dans un vers de
M. Procope :

Vivre selon nos lois, c'est vivre misérable.

Mais peut-on trop payer la santé? Qu'on est
bien dédommagé des sacrifices qu'on lui fait
par le plaisir d'en jouir, par les agréments
qu'elle répand sur tous les moments de la vie!
Sans la santé, dit Hippocrate, *on ne peut jouir*

*d'aucun bien ; les honneurs, les richesses, et tous
les autres avantages sont inutiles* [1]. D'ailleurs,
ces sacrifices sont bien moindres qu'on ne le
croit. Je puis citer plusieurs témoins à qui,
dès les premiers jours, il n'en a plus rien coûté
de renoncer à la variété et à la saveur des mets
recherchés, pour se remettre au régime simple. C'est celui qu'indique la nature et qui plaît
aux organes bien constitués. Un palais sain
qui a toute la sensibilité qu'il doit avoir, ne
peut goûter que les mets simples : les composés, les apprêts lui sont insupportables ; et
il trouve dans les aliments les moins savoureux
une saveur qui échappe aux organes émoussés ;
ainsi, ceux qui y reviennent pour leur santé,
par raison et avec quelque goût, doivent être
sûrs qu'à mesure qu'ils recouvreront cette
santé, ils trouveront dans ces aliments des
délices qu'ils n'y soupçonnent pas. Une oreille
fine démêle cette légère différence entre deux
tons qui échappe à une oreille moins sensible ;
il en est de même des nerfs des organes du
goût : quand ils sont affinés, ils perçoivent les
plus légères variétés des saveurs, et ils y sont
sensibles. Les buveurs d'eau en trouvent qui
les flattent autant que le Falerne le plus ex-
quis, et d'autres qui ne valent pas les vins de
Brie. Enfin, quand on n'aurait pas l'espérance
de suivre avec plaisir un régime (il est aisé de
s'accommoder de celui que j'ai indiqué), la sa-
tisfaction de sentir qu'en s'y soumettant on

[1] *De diæta acut.*, l. III, c. xii, Foes, 368.

remplit un devoir serait un motif bien pressant,
une récompense bien flatteuse pour ceux qui
connaissent le prix du bien-être avec soi-même.

Les boissons constituent une partie du régime presque aussi importante que les aliments.

On doit s'interdire toutes celles qui peuvent
augmenter la faiblesse et le relâchement, diminuer le peu de forces digestives qui restent,
porter de l'âcreté dans les humeurs, et dis-
poser le système nerveux à une mobilité déjà
trop considérable. Toutes les eaux chaudes ont
le premier défaut; le thé les réunit tous; le
café a les deux derniers, aussi l'on doit s'en
priver avec la plus grande rigueur. L'auteur
d'un ouvrage au-dessus de tout éloge, et dont
ceux qui s'intéressent aux progrès de la médecine attendent la continuation avec la plus
grande impatience, a fait du danger de ces
liqueurs un tableau bien propre à en dégoûter
ceux qui les prennent avec le plus de plaisir [1].

Les liqueurs spiritueuses qui paraissent au
premier coup d'œil pouvoir convenir en ce
qu'elles opèrent précisément le contraire de
l'eau chaude, dont réellement elles diminuent
le danger, si l'on y en joint une petite quantité,
ont d'autres grands inconvénients qui doivent
les faire rejeter, ou au moins restreindre à un

---

[1] M. Thierry, auteur anonyme de la *Médecine expérimen-
tale*, p. 335. — Quand on publie un ouvrage de ce prix, on ne
doit ni croire qu'on sera longtemps inconnu ni craindre d'être
dévoilé. Le moment où nous l'aurons complet sera une époque
considérable dans l'*Histoire de la Médecine*.

usage extrêmement rare. Leur action est trop
violente et trop passagère; elles irritent plus
qu'elles ne fortifient, et si quelquefois elles fortifient, la faiblesse qui succède est plus grande
qu'avant leur usage; elles donnent d'ailleurs
aux papilles de l'estomac une dureté qui leur
ôte ce degré de sensibilité nécessaire pour avoir
appétit, et elles ôtent aux liqueurs digestives
ce degré de fluidité qu'elles doivent avoir pour
aider cette sensation; aussi les buveurs de liqueurs ne la connaissent point. *Les personnes,*
dit l'auteur illustre que je viens de citer, *qui
boivent tous les jours des liqueurs après le repas,
dans la vue de remédier aux vices des digestions,
ne pourraient guère mieux s'y prendre si elles
voulaient venir à bout du contraire, et détruire
les forces digestives.*

La meilleure boisson est une eau de source
très pure, mêlée avec partie égale d'un vin qui
ne soit ni fumeux, ni acide; le premier irrite sensiblement le système nerveux, et produit dans
les humeurs une raréfaction passagère, dont
l'effet est de distendre les vaisseaux pour les
laisser ensuite plus lâches, et d'augmenter la
dissolution des humeurs; le second affaiblit les
digestions, irrite, et procure des urines trop
abondantes qui épuisent les malades. Les meilleurs vins sont ceux qui ont moins d'esprits, et
de sel, plus de terre et d'huile, ce qui forme
ce qu'on appelle les vins moelleux: tels sont
quelques vins rouges de Bourgogne, du Rhône,
de Neufchâtel, et un petit nombre dans ce pays;
les vieux vins blancs de Grave, ceux de Pontac

bien choisis, les vins d'Espagne, de Portugal, ceux des Canaries ; et, dans les endroits où l'on peut en avoir, ceux de Tokai, supérieurs peut-être à tous les vins du monde, en salubrité comme en agrément. Pour l'usage ordinaire, il n'en est point de préférables à ceux de Neufchâtel.

Dans les endroits où l'on n'a pas de bonne eau, on peut la corriger en la filtrant, en la ferrant, ou en y faisant infuser quelques aromates agréables, tels que la cannelle, l'anis, l'écorce de citron.

La bière ordinaire est nuisible. Le *mum*, qui est un extrait de grain aussi nourrissant que fortifiant, peut être d'un grand usage : riche d'esprit, il ranime autant que le vin et nourrit davantage ; il peut tenir lieu de boisson et d'aliments.

Parmi les boissons utiles, on doit ranger le chocolat qui appartient peut-être à plus juste titre à la classe des aliments ; le cacao renferme en lui-même beaucoup de substance nutritive, et le mélange du sucre et des aromates prévient ce qu'il pourrait avoir de nuisible comme huileux. *Le chocolat au lait, dit M. Lewis, pris à une dose qui ne puisse pas surcharger l'estomac, est un excellent déjeuner pour les personnes en consomption. Je connais un enfant de trois ans qui était au dernier degré de cette maladie, abandonné de son médecin, et que sa mère rétablit en ne lui donnant que du chocolat à petites doses, mais souvent ; et il est vrai qu'on ne peut trop recommander cet aliment à quelques personnes faibles*[1]. Il en est plusieurs auxquelles il nuirait infiniment.

Une attention générale, c'est qu'on doit éviter la quantité de boisson quelconque; elle affaiblit les digestions en relâchant l'estomac, en noyant les sucs digestifs et en précipitant les aliments avant qu'ils soient digérés ; elle relâche toutes les parties, elle dissout les humeurs, elle dispose à des urines ou à des sueurs qui épuisent. J'ai vu des maladies, produites par l'atonie, diminuer considérablement sans autre secours que le retranchement d'une partie de la boisson.

Le Sommeil.

Ce que l'on peut dire sur le sommeil se réduit à trois articles: sa durée, le temps de le prendre, et les précautions nécessaires pour jouir d'un sommeil tranquille.

Dès qu'on est adulte, sept heures de sommeil, ou tout au plus huit, suffisent à tout le monde. Il y a du danger à dormir davantage et à être plus longtemps au lit: cela jette dans les mêmes maux qu'un excès de repos. Si quelqu'un pouvait s'y livrer plus longtemps, ce seraient ceux qui se donnent beaucoup de mouvements et de mouvements vifs pendant le jour: mais ce n'est point ceux-là qui le font, ce sont au contraire ceux qui mènent la vie la plus sédentaire. Ainsi

1. *Tab. corsal.*, f. 9.

il ne faut jamais passer ce terme, à moins qu'on ne soit parvenu à ce point de faiblesse qui ne laisse pas les forces nécessaires pour être long-temps levé ; en ce cas il faut l'être le plus qu'il est possible. *Moins on dort*, dit M. Lewis, *plus le sommeil est doux et fortifie.*

Il est démontré que l'air de la nuit est moins salutaire que celui du jour, et que les malades faibles sont plus susceptibles de ses influences le soir que le matin ; il faut donc consacrer au sommeil, pendant lequel nous sommes bornés à une petite parcelle de l'atmosphère qu'également nous ne pouvons pas éviter de corrompre, le temps où l'air est le moins sain, et celui où l'usage d'un air moins sain nous serait plus nuisible. Ainsi il faut se coucher de bonne heure, et se lever matin: c'est un précepte si connu, qu'il y a peut-être de la banalité à le rappeler ; mais il est si négligé, on paraît en sentir si peu la conséquence, qui est infiniment plus grande qu'on ne croit, qu'il est très permis de le supposer inconnu, et de la rappeler en insistant sur son importance, surtout pour les personnes valétudinaires.

Si l'on se couche à dix heures, et l'on ne doit jamais se coucher plus tard, ce sont les termes de M. Lewis, *on doit se lever en été à quatre ou cinq heures, en hiver à six ou sept. Il est absolument nécessaire*, ajoute-t-il, *de défendre aux personnes atteintes de cette maladie, de se laisser aller à rester dans le lit le matin.* Il voudrait même qu'on prît l'habitude de se lever après son premier sommeil, et assure que, quelque

pénible que cette coutume pût être dans les
commencements, elle deviendrait bientôt aisée
et agréable [1]. Plusieurs exemples prouvent la
sagesse de ce conseil. Il y a plusieurs personnes
valétudinaires qui se sentent très bien au réveil
du premier sommeil doux et profond, et qui se
trouvent dans un grand malaise, si elles se
laissent aller à se rendormir : elles sont aussi
sûres de passer bien le jour, si, quelque heure
qu'il soit, elles se lèvent après ce premier sommeil, que de le passer désagréablement, si elles
se livrent au second.

Le sommeil n'est tranquille que quand il n'y
a aucune cause d'irritation ; ainsi l'on doit chercher à les prévenir. Trois précautions des plus
importantes sont : 1° de n'être pas dans un air
chaud, et de n'être ni trop ni trop peu couvert ;
2° de n'avoir pas froid aux pieds en se couchant,
accident très ordinaire aux personnes faibles,
et qui leur nuit par plusieurs raisons ; l'on doit
à cet égard observer exactement la règle d'Hippocrate, *dormir dans un endroit frais, et avoir
soin de se couvrir* [2] ; et 3°, ce qui est encore plus
important, de n'avoir pas l'estomac plein : rien
au monde ne trouble le sommeil, ne le rend
inquiet, douloureux, accablant, comme une
digestion pénible dans la nuit. L'abattement, la
faiblesse, le dégoût, l'ennui, l'incapacité de
penser et de s'occuper le lendemain, en sont
la suite inévitable.

1. Page 30.
2. *Epidem*, l. VI, sect. 4, aph. 14, Foes, 1180.

. . . . Vides ut pallidus omnis
Cena desurgat dubia ? quin corpus onustum
Hesternis vitiis animum quoque degravat una,
Atque affigit humo divinæ particulam auræ.
HORAT.

« Tu vois cet homme pâle qui se lève d'un festin équivoque, son corps plie sous le faix de ses débauches
d'hier, il avilit dans la fange son âme, parcelle de l'intelligence divine. »

Rien au contraire ne contribue plus efficacement à procurer un sommeil doux, tranquille
continu, et réparateur, qu'un souper léger. La
fraîcheur, l'agilité, la gaieté du lendemain en
sont les suites nécessaires.

Alter, ubi dicto citius curata sopori
Membra dedit, vegetus præscripta ad munia surgit.
HORAT.

« L'autre, après un léger repas, fait un somme et,
alerte, se réveille pour vaquer à ses devoirs. »

Le temps du sommeil, dit avec beaucoup de
raison M. Lewis, est celui de la nutrition et non
de la digestion : aussi il exige dans ses malades
la plus grande sévérité pour le souper ; il leur
défend, et jamais défense plus légitime, toute
viande le soir ; il ne leur permet qu'un peu de
lait et quelques tranches de pain, et cela deux
heures avant de se coucher, afin que la première digestion soit finie avant de se livrer au
sommeil. Les Atlantes, qui ne connaissaient
point la diète animale, qui ne mangeaient

jamais rien de, ce qui avait eu vie, étaient
fameux par la tranquillité de leur sommeil, et
ignoraient ce que c'est que songer.

Les Mouvements.

L'exercice est d'une nécessité absolue; il
coûte aux personnes faibles d'en prendre, et si
elles ont du penchant à la tristesse, il est très
difficile de les déterminer à se mouvoir. Rien
n'est cependant plus propre à augmenter tous
les maux qui viennent de faiblesse, que l'inaction : les fibres de l'estomac, des intestins, des
vaisseaux, sont lâches; les humeurs croupis-
sent partout, parce que les solides n'ont pas la
force de leur imprimer le mouvement nécessaire; il naît des stases, des engorgements, des
obstructions, des épanchements; la coction, la
nutrition, les sécrétions, ne se font point; le sang
reste aqueux, les forces diminuent, et tous les
symptômes du mal augmentent. L'exercice prévient tous ces maux en augmentant la force de
la circulation; toutes les fonctions se font comme
si l'on avait des forces réelles, et cette régularité dans les fonctions ne tarde pas à en donner:
ainsi l'effet du mouvement est de suppléer les
forces, et de les rétablir. Un autre de ses avantages, indépendant de l'augmentation de circulation, c'est qu'il fait jouir d'un air toujours
nouveau. Une personne qui ne se remue point
gâte bientôt celui qui l'environne, et il lui nuit;
une personne en action en change continuelle-

ment. Le mouvement peut souvent tenir lieu
de remèdes; tous les remèdes du monde ne
peuvent pas tenir lieu de mouvement.

La fatigue des premiers jours est un écueil
contre lequel le faible courage de plusieurs
malades échoue ; mais s'ils avaient celui de surmonter ce premier obstacle, ils sentiraient que
c'est véritablement le *cas où il n'y a que les
premiers pas qui coûtent*. J'ai été étonné moi-
même de voir à quel point ceux qui n'avaient
pas été rebutés acquéraient de forces par l'exercice. J'ai vu des personnes, qui étaient fatiguées
de faire le tour d'un jardin, parvenir en quelques semaines à faire jusqu'à deux lieues de
chemin, et se trouver dans le bien-être au retour.

L'exercice à pied n'est pas le seul favorable.
celui qu'on prend à cheval vaut même beaucoup mieux pour les personnes extrêmement
faibles, ou pour celles qui ont les viscères du
bas-ventre et la poitrine endommagés ; dans une
plus grande faiblesse encore, celui d'une voiture est à préférer. pourvu qu'elle ne soit pas
trop douce. Quand la saison ne permet pas de
sortir, on doit se donner du mouvement dans la
maison ou par quelque occupation un peu pénible, ou par quelque jeu d'exercice, tel que le
volant qui exerce également tout le corps.

Le retour de l'appétit, du sommeil, de la
gaieté, sont les suites nécessaires du mouvement ; mais il faut avoir la précaution de ne
prendre jamais un exercice un peu fort aussitôt
après le repas, et de ne pas manger quand on

a chaud après l'exercice; on doit le prendre
avant le repas, et se reposer quelques moments
avant que de manger.

Les Évacuations.

Les évacuations se dérangent avec les autres
fonctions, et leur dérangement augmente le
désordre de la machine; il est important d'y
faire attention, afin d'y remédier de bonne heure.
Les évacuations qui exigent principalement nos
soins sont les selles, les urines, la transpiration
et les crachats. La meilleure façon de les maintenir ou de les ramener au point où elles doivent
être, c'est de s'astreindre aux préceptes que j'ai
donnés sur les autres objets du régime ; quand
on est exact, les évacuations, dont le plus ou le
moins de régularité est le baromètre du meilleur
ou du plus mauvais état des digestions, se font
assez régulièrement. Celle qu'il est le plus important de favoriser comme la plus considérable, c'est la transpiration, qui se dérange très
aisément chez les personnes faibles. On l'aide
en faisant frotter la peau très régulièrement
avec une vergette ou une flanelle; quand elle
est languissante, on n'a pas de plus sûr moyen
pour la ranimer, que d'avoir tout le corps couvert immédiatement de laine. On doit éviter
d'être trop habillé, de crainte de suer, ce qui
nuit toujours à la transpiration ; les couloirs
forcés restent plus faibles, et s'acquittent moins
bien ensuite de leurs fonctions ; on doit éviter

de l'être trop peu, ce qui arrête également toute évacuation cutanée. La partie que tout le monde, et les personnes faibles plus que toutes les autres, doivent tenir le plus chaudement, ce sont les pieds ; on ne négligerait pas cette précaution si aisée, si l'on savait à quel point elle intéresse la conservation de toute la machine. Le fréquent froid des pieds dispose aux maladies chroniques les plus fâcheuses : il y a un grand nombre de personnes sur lesquelles il produit promptement de mauvais effets ; mais ceux surtout qui sont sujets à des maux de poitrine, à des coliques ou à des obstructions, ne peuvent trop se prémunir contre ces dangers. Les sacrificateurs, qui marchaient toujours pieds nus sur les pavés du temple, étaient souvent attaqués de violentes coliques.

La salive se sépare quelquefois très abondamment chez les personnes faibles ; le relâchement des organes salivaires les dispose à cette copieuse sécrétion. Si les malades la crachent continuellement, il en résulte deux maux : l'un, qu'ils s'épuisent par cette évacuation ; l'autre, que cette humeur si nécessaire à l'ouvrage de la digestion, qui, sans elle, ne s'opère qu'imparfaitement, lui manque et la rend par là même pénible et mauvaise. J'ai fait assez sentir les dangers d'une mauvaise digestion, pour qu'il ne soit pas besoin d'insister plus longtemps sur ceux d'une évacuation qui la rend telle ; c'est par cette raison que M. Lewis défend absolument à ses malades de fumer, la fumigation, entre autres inconvénients, disposant à une salivation abondante, par l'irritation qu'elle produit sur les glandes qui fournissent à cette sécrétion.

L'inspiration qui se fait d'une personne à l'autre, et dont j'ai parlé plus haut, ne pourrait-elle pas être rappelée ici comme moyen de curation ? Capivaccio avait cru utile de faire coucher son malade entre deux nourrices, et il est très vraisemblable que l'inspiration de leur expiration contribua peut-être autant que le lait à rétablir ses forces. Elidæus, contemporain de Capivaccio et précepteur de Forestus, qui nous a conservé cette observation[1], conseilla à un jeune homme qui était dans le marasme le lait d'ânesse et se coucher avec sa nourrice, qui était une femme extrêmement saine et à la fleur de l'âge ; ce conseil réussit très bien et ne discontinua que quand le malade avoua qu'il ne pouvait plus résister au penchant qui le portait à abuser de ses forces revenues. On pourrait conserver un remède utile et en prévenir le danger en ne mêlant pas les sexes.

Les Passions.

On a vu plus haut l'étroite union de l'âme et du corps ; on a compris que le bien-être de la première influait sur le second ; on a vu les funestes effets de la tristesse : ainsi il est presque inutile d'ajouter qu'on ne peut trop éviter toutes les

1, *Observat. et Curat.*, l. l, observ. 10, t. l, p. 112.

sensations désagréables à l'âme, et qu'il est
de la dernière conséquence de ne lui en procurer que d'agréables dans toutes les maladies
et surtout dans celles qui, comme la consomption dorsale, disposent par elles-mêmes
à la tristesse, tristesse qui, par un cercle
vicieux, les augmente considérablement. Mais,
et c'est une difficulté du traitement, souvent
les malades se complaisent à ce symptôme
de leur mal, et on ne peut les déterminer
à faire des efforts pour le surmonter ; d'ailleurs il ne faut pas se faire illusion et croire
qu'il n'y qu'à ordonner d'être gai pour qu'on le
devienne ; le rire ne se commande pas plus qu'il
ne se défend, et on est aussi peu maître de
s'empêcher d'être triste que d'avoir un accès
de fièvre, ou une rage de dents. Tout ce qu'on
peut exiger des malades, c'est qu'ils se prêtent
aux remèdes contre la tristesse, comme ils se
prêteraient à d'autres. Ces remèdes sont moins
la compagnie dans ce cas (nous avons vu qu'elle
leur déplaisait pour des raisons particulières),
que la variété des situations. Le changement
continuel des objets forme une succession
d'idées qui les distrait, et c'est ce qu'il leur faut.
Rien n'est plus pernicieux aux personnes qui
sont portées à se livrer à une seule idée que le
désœuvrement et l'inaction ; rien n'est surtout
plus pernicieux à nos malades, et ils ne peuvent
éviter avec trop de soin l'oisiveté et l'abandon
à eux-mêmes. Les exercices champêtres, les
travaux de la campagne les distraient plus
puissamment que bien d'autres. M. Lewis veut

qu'on ne voie, s'il est possible, que des sujets de son sexe :

Nam non ulla magis vires industria firmat,
  Quam venerem et cæci stimulos avertere amoris.
                                      VIRG.

« Car le meilleur moyen d'affermir ses forces, c'est de bannir les plaisirs de l'amour et ce qui peut réveiller une aveugle passion. »

que les malades ne soient jamais absolument seuls ; qu'on ne les laisse point se livrer à leurs réflexions ; qu'on ne leur permette ni lecture ni aucune occupation d'esprit ; ce sont autant de causes, dit-il, qui épuisent les esprits et qui retardent la cure. Je ne penserais pas avec lui qu'on dût absolument leur interdire toute lecture. On doit leur défendre de lire longtemps de suite, ne fût-ce qu'à cause de la faiblesse de leur vue, on doit leur défendre toute lecture qui demanderait de l'application ; on doit leur interdire sévèrement toutes celles qui pourraient rappeler à leur souvenir des idées, à leur imagination des objets dont il serait à souhaiter qu'ils perdissent le souvenir : mais il en est qui, sans fixer beaucoup l'attention, et sans pouvoir rappeler des images dangereuses, les distraient agréablement et préviennent les dangers terribles d'un ennui désœuvré.

Les Remèdes.

Je suivrai le même ordre que dans l'article précédent. J'indiquerai les remèdes qu'on doit éviter, avant de parler de ceux qu'on doit

suivre. J'ai déjà indiqué une première classe
de ceux qu'on doit exclure : ce sont ceux qui
irritent, les remèdes chauds et volatils. Il y en
a une seconde très opposée, et également nuisible, les évacuants. J'ai déjà dit que les sueurs,
la salivation, les urines abondantes, épuisaient
le malade. Je né reparlerai pas de ces évacuations, on sent que tous les remèdes qui les exci-
teraient doivent être bannis: il reste à examiner la saignée et les évacuations des premières
voies. L'indication étant de redonner des forces,
pour juger s'ils conviennent, il ne s'agit que de
savoir si ces évacuations sont propres à la remplir. Je serai court. Il a deux cas dans lesquels
la saignée rétablit les forces, dans les autres
elle les ôte : ou quand on a trop de sang, ce
n'est pas le cas des personnes en consomption ;
ou quand le sang a acquis une densité inflam-
matoire qui, le rendant impropre à ses usages,
détruit promptement les forces : c'est la maladie des gens vigoureux, de ceux qui ont les fibres
roides, la circulation forte. Nos malades sont
précisément dans le cas contraire; la saignée
ne peut que leur nuire. *Toutes les gouttes de
sang*, dit M. Gilchrist, *sont précieuses aux personnes qui sont en consomption ; la force assi-
milante qui la répare est détruite, et ils n'en ont
que ce qu'il faut pour soutenir la circulation
très faiblement*[1]. M. Lobb, qui a si bien étudié
les effets des évacuations, est positif. *Dans les
corps*, dit-il, *qui n'ont que là quantité de sang*

---

1. *On sea voyage*, p. 117.

*nécessaire, si on la diminue par les saignées ou
par les autres évacuations, on diminue les
forces, on trouble les sécrétions et on produit
plusieurs maladies* [1]. La façon dont M. Sénac
parle de la saignée lui donne encore plus
sûrement l'exclusion dans ce cas. *Si la matière
dense ou rouge manque, les saignées sont inutiles ou pernicieuses ; on doit donc les interdire
aux corps exténués, dont le sang est en petite
quantité, ou a peu de consistance ; quand il ne
sort des vaisseaux qu'une liqueur qui à peine peut
donner de la couleur au linge ou à l'eau* [2]. On a vu
que tel était l'état du sang des masturbateurs ;
et c'est généralement celui des personnes faibles
et valétudinaires. Que ceux qui travaillent à les
guérir par la saignée comparent leur méthode
à ce précepte fondé sur la théorie la plus éclairée
et les observations pratiques les plus nombreuses et les mieux réfléchies ; ce sont les bases
de l'ouvrage d'où je les tire; et qu'ils jugent des
succès auxquels ils doivent s'attendre.

Les remèdes qui évacuent les premières voies
fortifient, quand il se trouve dans ces parties,
ou des amas de matières si considérables, que
par leurs masses elles gênent les fonctions de
tous les viscères, ou quand il y a dans l'estomac
et dans les premiers intestins des matières putrides, dont l'effet ordinaire est une grande
faiblesse. Dans ces cas-là on peut employer les
évacuants, si rien ne les contre-indique, s'il n'y

1. *Ale letter shewing wuhat is the proper preparation of
persons for inoculation*, § 4.
2. *Traité du cœur*, l. IV, c. i, § 2, t. II p. 26.

a point d'autres moyens de débarrasser les premières voies, ou s'il y a du danger à ne pas les évacuer promptement. Ces trois conditions se trouvent rarement chez les personnes qui sont dans un état de consomption, chez lesquelles la faiblesse et l'atonie des premières voies est une contre-indication toujours présente aux purgatifs ou aux émétiques. Il y a le plus souvent un autre moyen d'en procurer l'évacuation successive, c'est d'employer les toniques non astringents : tels sont un grand nombre d'amers qui, en redonnant du jeu aux organes, produisent le double bon effet de digérer ce qui peut l'être et évacuer le superflu. Il y a enfin rarement du danger à ne pas les évacuer promptement ; ce danger a lieu quelquefois dans les maladies aiguës ; l'âcreté des matières, que la chaleur augmente, et la prodigieuse réaction des fibres peuvent occasionner des symptômes violents, qui n'ont jamais lieu dans les maladies de langueur, dans lesquelles les évacuants proprement dits ne sont par là même jamais, à beaucoup près, aussi nécessaires, et sont, comme je l'ai dit, très souvent contre-indiqués.

L'atonie, le manque d'action sont la cause des amas, quand il s'en fait ; qu'on les vide par un purgatif, l'effet est dissipé, mais la cause qui l'a produit est considérablement augmentée ; l'on a à réparer et le mal existant, et celui que le remède a fait. Si on ne parvient pas à y remédier promptement, l'effet se reproduit plus vite qu'auparavant ; et si on se laisse aller à employer de nouveau les purgatifs, on augmente

une seconde fois le mal ; on fait d'ailleurs contracter aux intestins une paresse qui les empêche de remplir leurs fonctions ; on parvient au
point de ne plus avoir d'évacuation que par art ;
en un mot, les purgatifs, dans les embarras des
premières voies chez les personnes faibles, ne
produisent une diminution dans l'effet qu'en
augmentant la cause, ne soulagent pour le moment qu'en empirant la maladie. On ne suit
cependant que trop cette méthode ; les malades
l'aiment, elle paraît plus prompte ; et effectivement, pourvu que la chute des forces ne soit
pas trop considérable, ils se trouvent soulagés
pour peu de jours ; le mal, il est vrai, revient,
mais on aime mieux l'attribuer à l'insuffisance
qu'à l'opération du remède que l'on affectionne ;
d'ailleurs les malades sont pour le soulagement
présent, et peu de médecins ont le courage de
s'y opposer. Il est cependant bien important, en
médecine comme en morale, de savoir sacrifier
le présent à l'avenir ; la négligence de cette loi
peuple le monde de malheureux et de valétudinaires. Il serait à souhaiter que l'on pût inculquer à tant de médecins et à tant de malades
le beau morceau qu'on trouve dans la Patho-
logie de M. Gaubius, sur tous les maux que cet
abus des purgatifs entraîne [1].

N'y a-t-il point de cas, dira-t-on, dans lesquels
les émétiques et les purgatifs puissent être admis
pour les malades dont je parle ? Sans doute il en
est quelques-uns, mais très rares ; et il faut

1. § 484.

bien de l'attention pour ne pas se laisser tromper aux signes qui paraissent indiquer les évacuants, et qui souvent dépendent d'une cause
qu'on doit attaquer par de tout autres remèdes.
Je n'entrerai point dans le détail de ces distinc-
tions, il serait hors de place; et il me suffit
d'avoir averti que les évacuants devaient rarement être employés dans cette maladie. M. Lewis
croit qu'un émétique doux peut préparer utile-
ment les premières voies pour les autres remèdes, mais il ne veut pas qu'on aille au delà ;
plusieurs cas m'ont appris qu'on pouvait et
qu'on devait très souvent s'en passer; et j'ai
rapporté plus haut deux observations de M. Hoffmann, qui prouvent tout le danger de ce remède.
Sans expérience, le seul bon sens persuade
qu'un remède qui donne des convulsions doit
peu convenir dans des maladies qui sont l'effet
de convulsions réitérées; il est cependant vrai
qu'il y a ces circonstances qui peuvent le rendre
nécessaire ; je l'ai employé depuis peu, et il a
opéré favorablement.

C'est en combattant la cause qu'on détruit le
mal; pour peu qu'on en enlève chaque jour, on
est sûr que l'effet disparaîtra sans crainte de
retour. Si on n'agit que sur l'effet, le travail
de chaque jour est non seulement inutile au
jour suivant, mais presque toujours nuisible.

Après avoir indiqué ce qu'on doit éviter, que
doit-on faire ? J'ai marqué plus haut les caractères que doivent avoir les remèdes : fortifier
sans irriter. Il en est quelques-uns qui peuvent
remplir ces deux conditions; cependant le cata-

logue n'en est pas long, et les deux plus efficaces sont, sans contredit, *le quinquina* et *les bains froids*. Le premier de ces remèdes est, depuis près d'un siècle, regardé, indépendamment de sa vertu fébrifuge, comme l'un des plus puissants fortifiants, et comme calmant. Les médecins modernes les plus célèbres le regardent comme spécifique dans les maladies des nerfs. On a vu qu'il entrait dans l'ordonnance de M. Boerhaave rapportée plus haut: et M. Vandermonde s'en est servi avec beaucoup de succès dans le traitement d'un jeune homme que des débauches en femme avaient jeté dans un état très fâcheux[1]. M. Lewis le préfère à tous les autres remèdes; et M. Stehelin, dans la lettre dont j'ai déjà parlé plusieurs fois, dit qu'il le croit le plus efficace de tous.

Vingt siècles d'expériences exactes et raisonnées ont démontré que les bains froids possédaient les mêmes qualités. Le docteur Baynard en a prouvé l'usage plus particulièrement dans les désordres produits par la masturbation et les excès vénériens, surtout dans un cas où, indépendamment de l'impuissance et d'une gonorrhée simple, il y avait une si grande faiblesse, augmentée, il est vrai, par les saignées et les purgatifs, qu'on regardait le malade comme au bord du tombeau[2].

M. Lewis ne craint pas d'affirmer encore

1. *Recueil périodique d'observations de médecine*, etc., t. VI, p. 165. On trouve dans le second volume de ce même ouvrage la description d'une maladie produite par la même cause, qui mérite d'être lue.

2. ΨΥΧΡΟΛΕΣΙΑ, *or the history of cold bathing*, p. 254, 281.

plus positivement leur efficacité : *De tous les remèdes, dit-il, soit internes, soit externes, il n'y en a aucun qui égale les bains froids. Ils rafraîchissent, ils fortifient les nerfs, et ils aident la transpiration plus efficacement qu'aucun remède intérieur; bien ménagés, ils sont plus efficaces dans la consomption dorsale, que tous les autres remèdes pris ensemble*[1]. On doit même remarquer que les bains froids ont, comme je l'ai déjà dit de l'air, un avantage particulier; c'est que leur action dépend moins de la réaction, c'est-à-dire des forces de la nature, que celle des autres remèdes : ceux-ci n'agissent presque que sur le vivant; les bains froids donnent du ressort même aux fibres mortes.

L'union du quinquina et des bains froids est indiquée par la parité de leurs vertus; ils opèrent les mêmes effets, et étant combinés, ils guérissent des maladies que tous les autres remèdes n'auraient fait qu'empirer. Fortifiants, sédatifs, fébrifuges, ils redonnent les forces, ils diminuent la chaleur fébrile et nerveuse, et calment les mouvements irréguliers produits par la disposition spasmodique du système nerveux. Ils remédient à la faiblesse de l'estomac, et dissipent très promptement les douleurs qui en sont la suite. Ils redonnent de l'appétit; ils facilitent la digestion et la nutrition, ils rétablissent toutes les sécrétions, et surtout la transpiration, ce qui les rend si efficaces dans toutes les maladies catarrhales et cutanées; en un mot,

---

1. Page 36.

ils remédient à toutes les maladies causées par la faiblesse, pourvu que le malade ne soit attaqué ni d'obstructions indissolubles, ni d'inflammation, ni d'abcès ou d'ulcères internes, conditions qui n'excluent même nécessairement, ou presque nécessairement, que les bains froids, mais qui permettent souvent le quinquina.

J'ai vu, il y a quelques années, un étranger âgé de vingt-trois ou vingt-quatre ans, qui, dès sa plus tendre enfance, était tourmenté par des maux de tête cruels et presque continus, vu la fréquence et la longueur des accès, qui étaient toujours accompagnés d'une perte totale de l'appétit. Le mal avait considérablement empiré par l'usage des saignées, des évacuants, des eaux purgatives, des bains chauds, des bouillons, et d'une foule d'autres remèdes. Je lui ordonnai les bains froids et le quinquina. Les accès devinrent en peu de jours plus faibles et beaucoup moins fréquents. Le malade au bout d'un mois se crut presque radicalement guéri ; la cessation des remèdes et la mauvaise saison renouvelèrent les accès, mais infiniment moins violemment qu'auparavant ; il recommença la même cure au printemps suivant, et la maladie vint à être si légère, qu'il crut n'avoir plus besoin de rien. Je suis persuadé que les mêmes secours réitérés une ou deux fois le guériront radicalement.

Un homme de vingt-huit ans était affligé, depuis bien des années, d'une goutte irrégulière, qui se portait toujours à la tête, et occa-

sionnait des désordres effrayants sur le visage.
Il avait consulté plusieurs médecins, et essayé
des remèdes de plusieurs espèces, et depuis peu
un vin médicinal, composé des aromates les
plus pénétrants, infusés dans le vin d'Espagne.
Tous, et surtout le dernier, avaient augmenté
le mal ; on avait appliqué aux jambes des vé-
sicatoires, qui occasionnaient des symptômes
violents ; ce fut à cette époque que je fus
demandé. Je lui conseillai une forte décoction
de quinquina et de camomille, qu'il continua
pendant six semaines, et qui lui redonna plus
de santé qu'il n'en avait eu depuis bien des
années. Il serait inutile de rapporter un plus
grand nombre d'exemples, surtout étrangers à
la matière, pour prouver la vertu fortifiante de
ces remèdes si bien démontrée depuis longtemps, et dont tout indique l'usage dans cette
maladie, usage dont les plus heureux succès
ont confirmé l'utilité.

Quand j'ai employé le quinquina sous forme
liquide, j'ai ordonné la décoction d'une once
avec douze onces d'eau, ou, suivant l'indication,
de vin rouge, cuit pendant deux heures dans un
vase bien fermé, pour en prendre trois onces
trois fois par jour. Je place les bains froids le
soir, quand la digestion du dîner est entièrement finie ; ils contribuent à procurer un sommeil tranquille. J'ai vu un jeune masturbateur
qui passait les nuits dans l'insomnie la plus
inquiète, et qui était baigné tous les matins
dans des sueurs colliquatives ; la nuit qui suivit
le sixième bain, il dormit cinq heures, et se

leva le matin sans sueur, et beaucoup mieux.

Le mars est un troisième remède, trop employé dans tous les cas de faiblesse, pour qu'il soit nécessaire d'insister sur son efficacité comme fortifiant. Comme il n'a rien d'irritant, il est extrêmement approprié à nos malades. On le donne ou en substance, ou en infusion ; mais la meilleure préparation, ce sont les eaux martiales préparées par la nature, et surtout les eaux de Spa, l'un des plus puissants toniques qu'on connaisse, et un tonique qui, bien loin d'irriter, adoucit tout ce que les humeurs peuvent avoir de trop âcre. Les gommes, la myrrhe, les amers, les aromates les plus doux, sont aussi d'usage. Ce sont les circonstances qui doivent décider sur le choix entre ces différents remèdes. Les premiers que j'ai indiqués méritent également la préférence ; mais il peut se trouver des cas qui en exigent d'autres ; on peut en général les choisir dans toute la classe des nervins, en prenant pour boussole dans ce choix les précautions que j'ai indiquées plus haut. C'est une maladie de nerfs, on doit la traiter comme telle ; et souvent on l'a fait, et on a réussi, sans en connaître la cause. Il est vrai, et des observations incontestables me l'ont démontré, que l'ignorance de cette cause, et par là même la négligence des précautions qu'elle exige, a d'autres fois rendu infructueux les traitements les mieux indiqués en apparence, sans que les médecins pussent pénétrer la cause de ce peu de succès.

J'ordonnai au jeune homme, dont le cas est

décrit dans un fragment de ses lettres (p. 33), des pilules dont la myrrhe faisait la base et une décoction avec le quinquina, et qui eurent le plus heureux succès[1]. *Je m'aperçois chaque jour*, m'écrivait-il seize jours après avoir commencé ces remèdes, *du grand bien qu'ils me font ; mes maux de tête ne sont plus ni si fréquents, ni si violents ; je ne les ai plus que lorsque je m'applique trop : l'estomac va mieux ; je n'ai plus que rarement les douleurs dans les membres.* Au bout d'un mois sa guérison fut complète, à cela près qu'il n'avait pas, et n'aura peut-être jamais les forces qu'il aurait eues sans sa mauvaise conduite. L'échec que la machine reçoit dans le temps de la croissance a des conséquences qui ne se réparent point. Puisse cette vérité être bien imprimée dans l'esprit des jeunes gens ! elle a été depuis peu fortement prêchée. *La jeunesse*, dit M. Linné, *est un temps important pour se former une santé robuste. Rien n'est plus à craindre que l'usage prématuré ou excessif des plaisirs de l'amour : il en naît des faiblesses dans la vue, des vertiges, la diminution de l'appétit, et même l'affaiblissement de l'esprit et de la raison. Un corps énervé dans la jeunesse n'en revient plus ; sa vieillesse est prompte et infirme, et sa vie*

---

1. R). *Myrrh. elect. unc. ss. gum. galban. extr. trifol. fibr. terr. Japon. aa. dr. II. Syr. cort. aur. q. s. f. pil. gr. III. sep.-* Une heure avant le déjeuner, le dîner et le souper, avec trois onces de la boisson : R). *cort. Peruv. unc. II. cort. rad. capp. unc. I. cinnam. acut. dr. II limat. mart. in nodul. lax. unc. ss. cum. aq. font. lib. II. ss. l. a. f. decoct.*

courte [1]. Seize cents ans avant ce grand naturaliste, Plutarque, dans son bel ouvrage sur
l'éducation des enfants, avait recommandé la
formation de leur tempérament comme une
chose extrêmement importante. *On ne doit*, dit-
il, *négliger aucun des soins qui peuvent contribuer à l'élégance et à la force du corps* (les excès
dont je traite nuisent autant à l'une qu'à l'autre,
car, ajoute-t-il, *la garantie d'une vieillesse heureuse, c'est une bonne constitution dans la jeunesse; la tempérance et la modération à cet âge
sont un passeport pour vieillir heureusement* [2].

A l'observation précédente, dont le succès
paraît dû au quinquina, j'en joindrai une autre
dans laquelle les bains froids furent le principal remède. Un jeune homme d'un tempérament bilieux, instruit au mal dès l'âge de dix
ans, avait toujours été dès ce temps-là faible,
languissant, cacochyme ; il avait eu quelques
maladies bilieuses qui avaient eu beaucoup de
peine à se guérir ; il était extrêmement maigre,
pâle, faible, triste. Je lui ordonnai les bains
froids, et une poudre avec la crème de tartre,
la limaille et très peu de cannelle, dont il prenait trois fois par jour. Dans moins de six
semaines, il acquit une force qu'il n'avait
jamais connue auparavant.

Un grand avantage des eaux de Spa et du
quinquina, c'est que leur usage fait passer le

1. Ce morceau est tiré d'une *Dissertation* de cet illustre
naturaliste *sur les fondements de la santé*. Voyez *Mercure
danois*, juillet 1758, p. 95.
2. *De puerorum institut.*, c. X.

lait. Les eaux de Spa partagent cet avantage avec quelques autres eaux. On a vu plus haut que M. Hauffmann ordonnait le lait d'ânesse avec un tiers d'eau de Selter. M. de la Mettrie nous a conservé une observation de M. Boerhaave. *Ce duc aimable*, je traduis mot pour mot, *s'était mis hors du mariage; je l'ai remis dedans par l'usage des eaux de Spa avec le lait* [1].

La faiblesse de l'estomac qui rend la digestion trop lente, les acides, le peu d'activité de la bile, les engorgements dans les viscères du bas-ventre, sont les principales causes qui empêchent la digestion du lait, et qui n'en permettent pas l'usage. Les eaux qui remédient à toutes ces causes ne peuvent qu'en faciliter la digestion; et le quinquina, qui remplit les mêmes indications, doit aussi se marier très bien au lait. On peut employer ces remèdes, ou avant, pour préparer les voies, ce qui est presque toujours nécessaire, ou en même temps.

Je rétablis parfaitement, en 1753, un étranger qui s'était tellement épuisé avec une courtisane, qu'il était incapable d'aucun acte de virilité; son estomac était aussi extrêmement affaibli, et le manque de nutrition et de sommeil l'avait réduit à une grande maigreur. A six heures du matin, il prenait six onces de décoction de quinquina, à laquelle on ajoutait une cuillerée de vin de Canarie; une heure après, il prenait dix onces de lait de chèvre

---

1. Supplément à l'ouvrage de *Pénélope*, ch. I, p. xxxv. Amabilis ille dux se posuerat extra matrimonium; ego illum reposui intra.

qu'on venait de tirer, et auquel on ajoutait un peu de sucre et une once d'eau de fleur d'oranger. Il dînait d'un poulet rôti, froid, de pain et d'un verre d'excellent vin de Bourgogne avec autant d'eau. A six heures du soir, il prenait une seconde dose de quinquina; à six heures et demie, il entrait dans un bain froid dans lequel il restait dix minutes, et au sortir duquel il entrait dans son lit. A huit heures, il reprenait la même quantité de lait; il se levait entre neuf et dix. Tel fut l'effet de ces remèdes, qu'au bout de huit jours il me cria avec beaucoup de joie, quand j'entrai dans sa chambre, qu'il avait recouvré *le signe extérieur de la virilité*, pour me servir de l'expression de M. Buffon. Au bout d'un mois, il avait presque entièrement repris ses premières forces.

Quelques poudres absorbantes, quelques cuillerées d'eau de menthe, souvent la seule addition d'un peu de sucre, quelques pilules avec l'extrait de quinquina, peuvent aussi contribuer à prévenir la dégénération du lait. On pourrait encore employer cette gomme nouvellement introduite dans quelques endroits d'Angleterre, sous le nom de *gummi rubrum Gambiense*, et sur laquelle on trouve une petite dissertation dans l'excellente collection que publie la nouvelle Société de médecins formée à Londres [1]; elle fortifie et elle adoucit; ce sont les deux grandes indications dans les maladies dont il est question.

1. *Medical observations and inquiries.* I, p. 36.

Enfin, si, quelque soin qu'on prît, il était impossible de supporter le lait, on pourrait essayer le lait de beurre ; je l'ai conseillé avec succès à un jeune homme pour lequel un principe d'hypocondrialgie me faisait craindre le lait entier. Les bilieux le boivent avec plaisir, et s'en trouvent toujours bien ; on doit le préférer au lait, toutes les fois qu'il y a beaucoup de chaleur, un peu de fièvre, une disposition érysipélateuse ; et il est surtout d'un très grand usage, quand les excès vénériens produisent une fièvre aiguë, telle que celle dont mourut Raphaël. Malgré la faiblesse, les toniques nuiraient ; la saignée est dangereuse ; le fameux Jonston, mort baron de Ziebendorf, il y a plus de quatre-vingts ans, l'avait déjà défendue positivement dans ce cas [1]. Les cures trop rafraîchissantes ne réussissent pas, comme M. Vandermonde le prouve, et comme je l'ai vu moimême ; mais le lait de beurre réussit très bien, pourvu qu'il ne soit pas trop gras. Il calme, il délaye, il adoucit, il désaltère, il rafraîchit, et en même temps il nourrit et il fortifie ; ce qui est bien important dans ce cas, dans lequel les forces se perdent avec une promptitude dont on n'a point d'idée. M. Gilchrist, qui ne fait pas grand cas du lait dans l'étisie, loue extrêmement le lait de beurre dans la même maladie [2].

Depuis la dernière édition de cet ouvrage, faite il y a sept ans, j'ai été consulté par plu-

1. *In febre ex venere cavendum à venæ sectione.* Syntagnia, l. 1, tit. 2, c. 1.
2. *On sea voyage*, p. 119.

sieurs personnes énervées : quelques-unes ont
été entièrement guéries, un assez grand nombre
considérablement soulagées, d'autres n'ont rien
gagné ; et quand le mal est parvenu à un certain point, tout ce qu'on peut espérer, c'est que
les remèdes arrêtent les progrès du mal : j'ai
ignoré une partie des succès.

Le lait, dans presque toutes ces cures, a été
l'aliment principal ; le quinquina, le fer, les
eaux ferrugineuses et le bain froid ont été les
remèdes. J'ai mis quelques malades entièrement au lait, d'autres n'en prenaient qu'une ou
deux fois par jour.

Le malade dont j'ai détaillé la maladie dans
la Section V, où j'en ai promis le traitement,
ne vécut pendant trois mois que de lait, de
pain bien cuit, d'un ou deux œufs sortant
de la poule, par jour, et d'eau fraîche au moment
où on l'apportait de la fontaine. Il prenait du
lait quatre fois par jour : deux fois au sortir du
pis, sans pain, deux fois chauffé, avec du pain.
Le remède était un opiat composé de quinquina,
de conserve d'écorce d'orange, et de sirop de
menthe. Il avait l'estomac couvert avec un
emplâtre aromatique ; on lui frottait tout le
corps avec une flanelle tous les matins ; il prenait le plus d'exercice qu'il pouvait, à pied et
à cheval, et surtout il vivait beaucoup en plein
air. Sa faiblesse et ses maux de poitrine m'em-
pêchèrent de lui conseiller les bains froids à
cette époque. Le succès des remèdes fut tel,
que les forces revinrent, l'estomac se rétablit ;
il put au bout d'un mois faire une lieue de

chemin à pied ; les vomissements cessèrent
entièrement ; les douleurs de poitrine diminuèrent considérablement, et il continue depuis
plus de trois ans à être dans un état fort tolé-
rable ; il revint peu à peu aux aliments ordinaires, parce qu'il se dégoûta du lait.

Les parties génitales sont toujours celles qui
recouvrent le plus lentement leurs forces ; souvent même elles ne les recouvrent point,
quoique le reste du corps paraisse avoir recouvré les siennes ; on peut prédire à la lettre,
dans ce cas, que la partie qui a péché sera celle
qui mourra.

J'ai toujours trouvé plus de facilité à guérir
ceux qui se sont épuisés par de grands excès
en peu de temps, dans l'âge fait, que ceux qui
se sont épuisés à la longue par des pollutions
plus rares, mais commencées dans la première
jeunesse, qui ont empêché leur accroissement
et ne leur ont jamais laissé acquérir toutes leurs
forces. On peut envisager les premiers comme
ayant eu une maladie très violente qui a con-
sumé toutes leurs forces ; mais les organes
ayant acquis toute leur perfection, quoiqu'ils
aient beaucoup souffert, la cessation de la cause,
le temps, le régime, les remèdes peuvent les
rétablir. Les seconds n'ont jamais laissé former
leur tempérament, comment se rétabliraient-ils ?
Il faudrait que l'art opérât dans l'âge de la maturité ce qu'ils ont empêché la nature d'opérer
dans l'enfance et dans la puberté : on sent
combien cet espoir est chimérique ; et les
observations me prouvent tous les jours que

les jeunes gens qui se sont livrés à cette souillure dans l'enfance et à l'époque du développement de la puberté, époque qui est une crise
de la nature, pour laquelle toutes ses forces lui
sont nécessaires, l'observation me prouve,
dis-je, que ces jeunes gens ne doivent point
espérer d'être jamais vigoureux et robustes, et
ils sont très heureux quand ils peuvent jouir
d'une santé médiocre, exempte de grandes
maladies et de douleurs.

Ceux qui ne se repentent que tard, dans un
âge où la machine se conserve quand elle est
bien montée, mais où elle ne se répare que
péniblement, ne doivent pas non plus avoir de
grandes espérances : au-dessus de quarante
ans il est rare de rajeunir.

Quand j'ordonne le quinquina avec du vin,
je ne fais pas vivre uniquement de lait, mais
je fais prendre le remède le matin, et du lait
le soir. J'ai trouvé quelques malades pour
lesquels il a fallu changer cet ordre : le vin
pris le matin les faisait constamment vomir.

Quand j'emploie les eaux minérales, j'en
fais boire quelques bouteilles pures avant de
les mêler avec du lait.

Quand le mal est invétéré, il dégénère ordinairement en cacochymie, et il faut commencer
par la détruire avant de travailler au rétablissement des forces : c'est dans ce cas que les
évacuants sont quelquefois indispensablement
nécessaires, et opèrent très efficacement. Les
fortifiants, les nourrissants, le lait, ordonnés
dans ces circonstances, jettent dans une fièvre

lente, et le malade perd ses forces à proportion
de l'usage qu'il en fait.

Quand des excès prompts jettent tout à coup
dans des faiblesses si considérables, qu'on a
lieu de craindre pour la vie du malade, il faut
recourir aux cordiaux actifs, donner du vin
d'Espagne avec un peu de pain, des bouillons
succulents avec des œufs frais, mettre le malade au lit, et lui appliquer sur l'estomac des
flanelles trempées dans du vin chauffé avec de
la thériaque.

Dans les cas où les excès vénériens ont occasionné une fièvre aiguë, on ne doit employer
la saignée que quand elle est indiquée par la
plénitude et la dureté du pouls ; et il vaut
mieux en faire deux petites qu'une grande. La
décoction blanche de l'eau d'orge avec un peu
de lait, quelques prises de nitre, des lavements
avec une décoction de fleurs de bonhomme[1],
quelques bains de pieds tièdes, et pour nourriture des bouillons de veau farineux, sont les
remèdes véritablement indiqués, et ceux qui
ont réussi très promptement dans les cas où je
les ai employés.

Les symptômes demandent rarement un
traitement particulier, et ils cèdent au traitement général. On peut cependant joindre quelquefois les fortifiants externes aux fortifiants
internes, quand on veut fortifier plus particulièrement une partie, et j'ai souvent conseillé,
avec succès, des épithèmes ou des emplâtres

---

1. Nom vulgaire du bouillon blanc.

aromatiques sur l'estomac ; et il n'est pas inutile d'envelopper les testicules dans une fine
flanelle trempée dans quelque liquide fortifiant,
et de les soutenir par l'usage d'un suspensoir.

On peut placer ici ce que dit M. Gorter :
« J'ai quelquefois guéri la goutte-sereine occa-
« sionnée par des excès vénériens, en employant
« les fortifiants internes et des poudres nasales
« céphaliques, qui, par l'irritation légère
« qu'elles produisaient, déterminaient un plus
« grand afflux des esprits animaux sur le nerf
« optique [1]. »

Il serait inutile d'entrer dans de plus grands
détails sur la cure ; quelque étendue que je
leur donnasse, ils ne pourraient jamais servir
à guider les malades sans le secours d'un médecin, pour lequel ils seraient inutiles. Je me
suis plus étendu sur le régime, parce que,
quand le mal n'a pas fait de grands progrès,
joint à la cessation de la cause, il peut seul
opérer la guérison, et que chacun peut s'y
astreindre sans aucun danger. Il ne me reste-
rait, pour terminer cette partie, qu'à joindre
la cure préservatoire ; j'ai senti que cet article
manquait à la première édition de cet ouvrage,
et que c'était un vide essentiel. Un homme
célèbre dans la république des lettres par ses
ouvrages, et plus respectable encore par ses
talents, ses connaissances et ses qualités personnelles, que par son nom et par les emplois
qu'il remplit si dignement dans une des pre-

1. *De perspir. insensib.*, p. 514, 515.

mières villes de Suisse, M. Iselin, secrétaire d'Etat à Bâle (il voudra bien me permettre de le nommer), m'a fait sentir ce vide d'une manière bien polie. Je rapporterai le fragment de sa lettre avec d'autant plus de plaisir qu'il indique précisément ce qu'il faudrait faire. *Je souhaiterais*, m'écrit-il, *de voir de votre main un ouvrage dans lequel vous expliquiez les moyens les plus sûrs et les moins dangereux par lesquels les parents, pendant le temps de l'éducation, et les jeunes gens, lorsqu'ils sont abandonnés à leur propre conduite, pourraient le mieux se préserver de cette violence des désirs, qui les porte à des excès dont naissent des maladies si horribles, ou à des désordres qui troublent le bonheur de la société et le leur propre. Je ne doute pas qu'il n'y ait une diète qui favorise particulièrement la continence ; je crois qu'un ouvrage qui nous l'enseignerait, joint à la description des maladies produites par l'impudicité, vaudrait les meilleurs traités de morale sur cette matière.*

Il a sans doute bien raison : rien ne serait plus important que cette addition qu'il désire; mais rien de plus difficile en la séparant des autres parties de l'éducation non seulement médicinale, mais morale. Pour traiter cet article à part, si l'on voulait le traiter bien, il faudrait établir un grand nombre de principes, qui prolongeraient beaucoup trop ce petit ouvrage, et qui lui sont d'ailleurs très étrangers. Quelques préceptes généraux, isolés des principes et des divisions nécessaires, non seulement seraient peu utiles, mais pourraient même devenir dangereux ; ainsi il vaut mieux renvoyer ce traité à faire partie d'un plus considérable sur les moyens de former un bon tempérament , et de donner aux jeunes gens une santé ferme, matière qui, quoique traitée par d'habiles gens, n'est pas encore épuisée, tant s'en faut, et sur laquelle il y a une foule de choses extrêmement importantes à ajouter, aussi bien que sur les maladies de cet âge. Ainsi, malgré moi, je ne toucherai point ici cet article. Tout ce que je puis dire, c'est que l'oisiveté, l'inaction, le trop long séjour au lit, un lit trop mou, une nourriture succulente, aromatique, salée, vineuse, les amis suspects, les ouvrages licencieux, étant les causes les plus propres à porter à ces excès, on ne peut les éviter avec trop de soin. La nourriture est surtout d'une extrême importance, et l'on n'y fait pas assez d'attention. Ceux qui élèvent les jeunes gens devraient avoir présente la belle observation de saint Jérôme : *Les forges de Vulcain, les volcans du Vésuve et le mont Olympe ne brûlent pas plus de flammes que les jeunes gens nourris de mets succulents, et abreuvés de vins.*

Menjot, l'un des médecins de Louis le Grand, depuis le milieu jusqu'à la fin du siècle dernier, parle de femmes que l'excès d'hypocras jeta dans une extase vénérienne. L'usage du vin et des viandes est d'autant plus fâcheux, qu'en augmentant la force des aiguillons de la chair, il affaiblit celle de la raison, qui doit leur

résister. *Le vin et les viandes hébètent l'âme,*
dit Plutarque dans son *Traité du manger des
viandes,* ouvrage qui devrait être généralement
lu. Les plus anciens médecins avaient déjà
connu l'influence du régime sur les mœurs ; ils
avaient l'idée d'une médecine morale ; et Galien
nous a laissé sur cette matière un petit ouvrage,
qui est peut-être ce qu'on a de mieux jusqu'à
présent. On sera convaincu, après l'avoir lu, de
la réalité de sa promesse. « Que ceux qui nient
« que la différence des aliments rend les uns
« tempérants, les autres dissolus ; les uns
« chastes, les autres incontinents ; les uns
« courageux, les autres poltrons ; ceux-ci doux,
« ceux-là querelleurs ; d'autres modestes, d'au-
« tres enfin présomptueux : que ceux, dis-je,
« qui nient cette vérité, viennent vers moi,
« qu'ils suivent mes conseils pour le manger
« et pour le boire, je leur promets qu'ils en
« retireront de grands secours pour la philo-
« sophie morale. Ils sentiront augmenter les
« forces de leur âme ; ils acquerront plus de
« génie, plus de mémoire, plus de prudence,
« plus de diligence. Je leur dirai aussi quelles
« boissons, quels vents, quelle température de
« l'air, quels pays ils doivent éviter ou choi-
« sir [1]. »

Hippocrate, Platon, Aristote, Plutarque nous
avaient déjà laissé de très bonnes choses sur
cette importante matière : et parmi les ouvrages
qui nous restent du pythagoricien Porphyre, ce

1. *Quod animi mores corporis temperamenta sequantur.*
c. ix, Charterius, t. V, p. 457.

zélé antichrétien du IIIe siècle, il y en a sur l'abstinence des viandes, dans lequel il reproche à Firmus Castricius, à qui il l'adresse, d'avoir quitté le régime végétal, quoiqu'il eût avoué qu'il était le plus propre à conserver la santé et à faciliter l'étude de la philosophie; et il ajoute : « Depuis que vous mangez de la viande, « votre expérience vous a appris que cet aveu « était bien fondé . » Il y a de très bonnes choses dans cet ouvrage.

Le préservatif le plus efficace, le seul infaillible, c'est sans contredit celui qu'indique le grand homme qui a le mieux connu ses semblables et toutes leurs voies; qui a vu non seulement ce qu'ils sont, mais ce qu'ils ont été, ce qu'ils doivent être, et ce qu'ils pourraient encore devenir; qui les a le plus véritablement aimés; qui a fait les plus grands efforts en leur faveur; qui s'est sacrifié pour eux, qui en a été le plus cruellement persécuté. *Veillez avec soin sur le jeune homme, ne le laissez seul ni jour ni nuit; couchez tout au moins dans sa chambre. Dès qu'il aura contracté cette habitude, la plus funeste à laquelle un jeune homme puisse être assujetti, il en portera jusqu'au tombeau les tristes effets; il aura toujours le corps et le cœur énervés.* Je renvoie à l'ouvrage même, pour lire tout ce qu'il y a d'excellent sur cette matière [1].

La peinture du danger, quand on s'est livré au mal, est peut-être le plus puissant motif de correction; c'est un tableau effrayant, bien

____

1. Voyez J.-J. Rousseau, *Emile*, t. II, p. 232; t. III, p. 255, etc.

propre à faire reculer d'horreur. Rapprochons-
en les principaux traits. Un dépérissement
général de la machine; l'affaiblissement de
tous les sens corporels et de toutes les facultés
de l'âme; la perte de l'imagination et de la
mémoire; l'imbécillité, le mépris, la honte,
l'ignominie qu'elle entraîne après soi; toutes
les fonctions troublées, suspendues, douloureuses; des maladies longues, fâcheuses,
bizarres, dégoûtantes; des douleurs aiguës et
toujours renaissantes; tous les maux de la
vieillesse dans l'âge de la force; une inaptitude
à toutes les occupations pour lesquelles
l'homme est né; le rôle humiliant d'être un
poids inutile à la terre; les mortifications auxquelles il s'expose journellement; le dégoût
pour tous les plaisirs honnêtes; l'ennui; l'aversion des autres et de soi qui en est la suite,
l'horreur de la vie, la crainte de devenir suicide d'un moment à l'autre; l'angoisse pire que
les douleurs; les remords pires que l'angoisse,
remords qui, croissant journellement, et prenant
sans doute une nouvelle force, quand l'âme n'est
plus affaiblie par les liens du corps, serviront
peut-être de supplice éternel, et de feu qui ne
s'éteint point : voilà l'esquisse du sort réservé
à ceux qui se conduiront comme s'ils ne le
craignaient pas.

Avant de quitter l'article du traitement, je
dois avertir les malades (et cet avis regarde
également tous ceux qui ont des maladies
chroniques, surtout quand elles sont accompagnées de faiblesse), qu'ils ne doivent point

espérer que l'on puisse réparer dans quelques
jours des maux qui sont le produit des erreurs
de quelques années. Ils doivent s'attendre aux
ennuis d'une cure longue, et s'astreindre scru-
puleusement à toutes les règles du régime ; si
quelquefois elles paraissent minutieuses, c'est
parce qu'ils ne sont pas en état d'en sentir
l'importance ; il faut qu'ils se répètent sans
cesse que l'ennui de la cure la plus rigide est
fort inférieur à celui de la maladie la plus légère. Qu'il me soit permis de le dire, si l'on
voit des maladies curables qui ne guérissent
point parce qu'elles sont mal traitées, on en
voit aussi un grand nombre que l'indocilité du
malade rend incurables, malgré les secours
les mieux indiqués de la part du médecin.
Hippocrate exigeait, pour mieux s'assurer
du succès, que le malade, le médecin et les
assistants fissent également leur devoir : si
ce concours était moins rare, les issues heureuses seraient plus fréquentes. *Que le malade,*
dit Arétée, *soit courageux, et qu'il conspire
avec le médecin contre la maladie* [1]. J'ai vu les
maladies les plus rebelles céder à l'établisse-
ment de cette harmonie ; et des observations
très récentes m'ont démontré que la férocité
même des maladies cancéreuses cédait à
des cures ordonnées peut-être avec quelque
prudence, mais surtout exécutées avec une
docilité et une régularité dont les succès font
l'éloge.

1. *De diut. morb.*, l. 1, proem., p. 27.

ARTICLE IV

MALADIES ANALOGUES

SECTION XI

Les pollutions nocturnes.

J'ai montré les dangers d'une évacuation trop abondante de semence par les excès vénériens et par la masturbation, et j'ai dit au commencement de cet ouvrage qu'elle se perdait aussi par les pollutions nocturnes dans des songes lascifs, et par cet écoulement connu sous le nom de gonorrhée simple ; j'examinerai brièvement ces deux maladies.

Telles sont les lois qui unissent l'âme au corps, que, lors même que les sens sont enchaînés par le sommeil, elle s'occupe des idées qu'ils lui ont transmises pendant le jour.

Res, quæ in vita usurpant homines, cogitant, curant,
         [vident,
Quæque aiunt vigilantes agitantque, ea si cui in somno
         [accidunt,
Minus mirum est.

        PLAUTE.

« Les occupations de la vie, les pensées, les soucis, ce que l'on voit, ce que l'on dit, ce que l'on fait pendant la veille ; si tout cela se représente parfois dans le sommeil, il n'y a pas lieu de s'en étonner. »

10.

Une autre loi de cette union, c'est que, sans troubler cet enchaînement des autres sens, ou, pour ôter toute équivoque, sans leur rendre la sensibilité aux impressions externes, l'âme peut dans le sommeil faire naître les mouvements nécessaires à l'exécution des volontés que les idées dont elle s'occupe lui suggèrent. Occupée d'idées relatives aux plaisirs de l'amour, livrée à des songes lascifs, les objets qu'elle se peint produisent sur les organes de la génération les mêmes mouvements qu'ils y auraient produits pendant la veille, et l'acte se consomme physiquement s'il se consomme dans l'imagination. On sait ce qui arriva à Horace dans un des gîtes de son voyage à Brindes.

Hic ego mendacem stultissimus usque puellam
Ad mediam noctem exspecto : somnus tamen aufert
Intentum veneri : tum immundo somnia visu
Nocturnam vestem maculant, ventremque supinum.

« Là j'ai la folie d'attendre jusqu'à minuit une jeune enjôleuse : cependant le sommeil l'emporte sur mon attente d'amour ; puis je suis le jouet d'un rêve impudique ; mon vêtement de nuit et mon abdomen en sont maculés. »

Ces organes, à leur tour, irrités les premiers, ne réveillent quelquefois que l'imagination, suscitent des songes qui se terminent comme les précédents. Ces principes servent à expliquer les différentes espèces de pollutions.

La première est celle qui vient d'une surabondance de semence ; c'est celle des gens à la force de l'âge, qui sont sanguins, vigoureux, chastes. La chaleur du lit venant à raréfier les humeurs, et la liqueur spermatique étant plus susceptible de raréfaction qu'une autre, les vésicules irritées entraînent l'imagination qui, dénuée des secours qui lui feraient voir l'illusion, s'y livre tout entière ; l'idée du coït en produit l'effet dernier, l'éjaculation. Dans ce cas, cette évacuation n'est point une maladie, c'est plutôt une crise favorable, un mouvement qui débarrasse d'une humeur qui, trop abondante et trop retenue, pourrait nuire ; et quoique quelques médecins, qui n'ajoutent foi qu'à ce qu'ils ont vu, l'aient nié, il n'en est pas moins vrai que cette liqueur peut, par son abondance, produire des maladies différentes du priapisme ou de la fureur utérine.

Qu'on me permette une courte digression sur cette question ; elle n'est pas étrangère à mon sujet.

Galien nous a conservé l'histoire d'un homme et d'une femme que l'excès de semence rendait malades, et qui furent guéris en renonçant à la continence qu'ils s'étaient imposée [1] ; et il regarde la rétention de cette humeur comme capable de produire des accidents très fâcheux. J'ai vu à Montpellier une observation semblable en tout à celle de la femme dont ce grand homme parle. Une veuve très robuste, âgée de près de quarante ans, qui avait joui très

---

1. *De locis affectis*, l. VI. c. v, Charter, t. VII, p. 519.

souvent, pendant longtemps, du physique de
l'amour, et qui en était privée depuis quelques
années, tombait de temps en temps dans des
accès hystériques si violents, qu'elle perdait
l'usage des sens; aucun remède ne pouvait dissiper les accès; on ne pouvait les faire finir
que par de fortes frictions des parties génitales,
qui lui procuraient un tremblement convulsif
suivi d'une abondante éjaculation; et dans le
même instant elle recouvrait ses sens. On a
publié depuis la première édition de cet
ouvrage trois observations entièrement analogues, l'une de M. Weber, médecin à Wasl-
rode dans l'électorat du Hanovre, qui l'a insé-
rée dans un recueil de très bonnes observations,
qu'il publia successivement [1]; les autres sont
de M. Betbeder, médecin à Bordeaux, et se
trouvent dans le recueil que publia M. Richard [2].
Elles concourent à prouver que les médecins
ne doivent pas perdre entièrement de vue cette
cause de maux, puisqu'elle se présente quelquefois.

1. Christ. Weber, *Observationum medicarum fasciculus
alter*. Cellis, 1765, observ. 20. Il finit ainsi l'histoire de la
maladie :... *Abdominis tandem mira ista contractio cogi-
tationem mihi injiciebat numne forsan partium genitalium
frictio huic ægrotæ eodem modo ac viduæ Monspeliensi, de
qua ex. Tissot mentionem fecit, in paroxysmo conducat,
et ecce... multo citius ac antea ad se redibat virgo, vividior-
que erat. Totum autem cubiculum tam fœtido et hircino
replebatur odore, ut vix perferri posset, anusque frictionem
in ægra exercens de lecto decedere deberet.*

2. *Recueil d'observations de médecine des hôpitaux militaires*, fait et rédigé par M. Richard de Hautesierck, in-4°, 1766,
t. 1, p. 282.

Zacutus Lusitanus rapporte une observation
très semblable. Une fille, dit-il, était dans un
paroxysme convulsif très violent; elle étouffait,
sans sentiment, sans connaissance, avec un
tremblement général, les yeux renversés, etc.
Tous les autres remèdes étaient inutiles : je fis
appliquer un pessaire âcre qui produisit une
abondante évacuation spermatique, et elle
recouvra sur-le-champ ses sens [1]. M. Hoffmann
nous a aussi conservé l'histoire d'une religieuse
qu'on ne pouvait tirer du paroxysme hystérique
qu'en excitant la même évacuation ; et Zacutus,
dans le même ouvrage que je viens de citer,
parle de deux hommes auxquels la suppression
des plaisirs de l'amour nuisit : l'un fut attaqué
d'une tumeur à l'ombilic, qu'aucun remède ne
put diminuer, et que le mariage dissipa; l'autre,
affaibli par ses débauches en ce genre, les quitta
tout à coup; six mois après, il eut des vertiges,
et bientôt des attaques de véritable épilepsie,
qu'on attribua à un vice de l'estomac : on le
traita par des stomachiques qui aigrirent le mal,
et il mourut dans un violent accès. On trouva
tout en bon état dans le cadavre, excepté les
vésicules séminales et le canal déférent, qui
étaient remplis d'un sperme vert, et ulcérés
dans plusieurs endroits [2].

Un médecin, respectable par son savoir et par
son âge, qui a suivi longtemps les armées autri-
chiennes en Italie, m'a dit avoir remarqué que

1. *Prax. admirand.*, I, XXI, obs. 85.
2. *Ibid.*, obs. 109, 110.

ceux des soldats allemands qui n'étaient pas mariés, et qui vivaient sagement, étaient souvent attaqués d'accès d'épilepsie, de priapisme, ou de pollutions nocturnes; accidents qui venaient d'une sécrétion plus abondante de semence, et peut-être de ce que cette semence avait plus d'âcreté dans un pays plus chaud, et où l'alimentation est plus succulente.

On a du même docteur Jacques, que j'ai cité dans le second article de cet ouvrage, une thèse[1] dont M. de la Mettrie a donné la traduction [2], dans laquelle il cite beaucoup de maladies produites par la privation des plaisirs vénériens; et M. de la Mettrie en indique une autre, du D. Reneaume, sur la *virginité claustrale,* dont l'objet est le même.

M. Zindel a publié à Bâle une dissertation dans laquelle il a recueilli les observations éparses des maladies produites par une trop grande chasteté[3], et l'on peut placer ici ce que dit M. de Sauvages des dangers de la chasteté pour les femmes au tempérament desquelles elle ne convient pas; elles sont d'autant plus les victimes de leur feu, qu'elles cherchent à le cacher plus soigneusement, et elles tombent dans la tristesse, l'insomnie, le dégoût, la maigreur, les pollutions. Il ajoute une observation qui fournit peut-être l'exemple de la plus rude épreuve à laquelle le tempérament combattu

1. *An ex negato veneris usu morbi ?* 1722.
2. Pénélope, c.viii, *Des qualités nécessaires au médecin.*
3. Nicolaus Zindelius, *De morbis ex castitate nimia oriundis.* Basileæ, 1745.

ait jamais été exposé ; c'est celui d'une jeune
fille qui, dévorée par son feu, et conservant son
âme pure avec une force étonnante, était sujette
à des pollutions, même dans le temps qu'elle
gémissait de son malheur aux pieds d'un con-
fesseur décrépit et dégoûtant [1].

Une jeune femme qui épouse un vieux mari,
disait une nouvelle mariée à son amie, *ferait
mieux de se jeter dans la rivière avec une pierre
au cou.*

Enfin, sans parler de quelques autres, M. Gaubius met la continence excessive dans la classe
des causes de maladies. Il est rare, dit-il, qu'elle
produise quelques maux ; on l'a vu cependant
dans quelques hommes nés avec beaucoup de
tempérament, et qui forment beaucoup de semence, et dans quelques femmes [2] ; il fait ensuite
l'énumération de ces maux. On ne doit donc
point en nier l'existence, mais on peut en
affirmer la rareté, surtout dans ce siècle, qui
paraît être celui de la faiblesse ; et l'on se trompe
tous les jours, en attribuant indistinctement à
cette cause toutes les maladies qui attaquent les
personnes nubiles du sexe, et en leur conseillant
le mariage pour tout remède ; remède souvent
mal indiqué et souvent nuisible, parce qu'il ne
peut pas détruire les vices qui entretenaient la
maladie, et qu'il ne fait qu'ajouter aux maux
passés ceux que la grossesse et les couches produisent ordinairement dans les personnes lan-
guissantes. Je reviens aux pollutions.

1. *Nosolog. médic.*, t. IV, p. 344.
2. *Institutiones pathologicæ*, § 563.

On a vu que la première espèce, produite
par une surabondance de semence qu'elle
évacue, n'était pas un mal en elle-même; mais
elle peut le devenir en revenant trop fréquemment, et lors même qu'il n'y a plus de surabondance nuisible. J'ai déjà observé qu'une évacuation disposait à une suivante, tant est grande la
force de l'habitude, qui consiste en ce que la
réitération des mouvements les rend plus faciles,
et qu'ils se produisent par la plus légère cause:
observation d'une grande utilité pour l'intelligence de l'économie animale, sur laquelle
Galien [1], et surtout M. Maty [2] ont dit d'excellentes choses, mais qui n'a cependant pas encore
été pleinement traitée; et il en résulte cet inconvénient, c'est que les évacuations en deviennent
une suite, indépendamment du besoin, et lors
même qu'il n'existe pas. Alors elles sont très
facheuses, et elles ont tous les dangers de l'évacuation excessive, procurée par d'autres moyens.
Satyrus, surnommé Gragropilex, demeurant à
Thasus, eut, dès l'âge de vingt-cinq ans, de
fréquentes pollutions nocturnes; quelquefois

1. Galenus, *libro de consuetudinibus*. Chartier, t. VI, p. 541.
2. M. Maty, *Dissertatio de consuetudinis efficacia in corpus
humanum*. Leid, 1740. M. Pujati a aussi donné de très bonnes
réflexions sur cette matière dans son *Traité de la diète des fié-
vreux*, p. 57, etc. Les métaphysiciens qui paraissent l'avoir
mieux saisie, sont: M. Locke, *Essai*, etc., l. II, c. XXXII; M. de
Condillac, *Traité des animaux*, p. 2, c. II et IX; et l'auteur anonyme des *Eléments de Psychologie*, c. LXI, LXII, LXIII, LXIV. Je
connais un homme qui, ayant été éveillé, il y a plus de vingt
ans, à une heure après minuit, par le bruit d'un incendie, s'est
constamment réveillé toutes les nuits, dès cette époque, précisément à la même heure.

mêmela semence s'écoulait pendant le jour.
Il mourut de consomption dans sa trentième
année [1].

M. Zimmermann me parlé d'un homme d'une
belle intelligence, à qui les pollutions avaient
fait perdre toute l'activité de son esprit, et dont
le corps était exactement dans l'état décrit par
Boerhaave. On a vu, page 10, les maux que
M. Hoffmann observa après des pollutions. Les
symptômes les plus ordinaires, quand le mal
n'a pas fait encore de bien grands progrès, c'est
un accablement continuel, plus considérable le
matin, et de vives douleurs de reins. On me
consulta, il y a quelques mois, pour un vigne-
ron âgé de cinquante ans, très robuste auparavant, et que des pollutions fréquentes depuis
trois ou quatre mois avaient si prodigieusement
affaibli, qu'il ne pouvait travailler que quelques heures par jour : souvent même il en était
empêché par des douleurs de reins qui le rete-
naient au lit, et il maigrissait journellement.
Je donnai quelques conseils, dont j'ai ignoré
l'exécution et l'effet.

J'ai connu un homme devenu sourd pendant
quelques semaines, après un long rhume
négligé, qui, quand il avait une pollution nocturne, était beaucoup plus sourd le lendemain,
avec beaucoup de malaise ; et un autre, affaibli
par plusieurs causes, qui, après la pollution,
se réveille dans un si grand accablement et un
engourdissement si général, qu'il est comme

1. *Epidem.*, 1 VI, f. 8, n. 52, Foës, 1201.

11

paralytique pendant une heure, et fort abattu
pendant plus de vingt-quatre.

On peut mettre dans cette première classe
les pollutions de ceux qui, ayant été accoutu-
més à de fréquentes émissions, les suspendent
tout à coup. Telles étaient celles d'une femme
dont parle Galien ; elle était dans le veuvage
depuis quelque temps, et la rétention du sperme
lui procurait des maladies de l'utérus ; elle eut,
dans le sommeil, des mouvements des lombes,
des bras et des jambes, qui étaient convulsifs,
et qui furent accompagnés d'une émission
abondante de sperme épais, avec la même sensation que dans le coït [1]. Une danseuse fut
blessée par hasard près du sein gauche fort
légèrement ; le chirurgien lui prescrivit une
diète assez sévère, et lui défendit les plaisirs auxquels elle avait coutume de se livrer souvent.
La troisième nuit de cette privation, à laquelle
elle se soumit en négligeant la diète, elle eut
une pollution, qui, revenant plusieurs fois
toutes les nuits suivantes, la maigrissait à vue
d'œil, et lui causait de violents maux de reins.
La plaie ne laissait pas que de guérir, et l'eût
été tout à fait si elle s'était ménagée pour les
aliments et la boisson. Le chirurgien, ferme
dans ses principes, continuait son interdiction,
la saignait et la purgeait. Ennuyée et affaiblie,
elle laissa les remèdes, reprit son ancien train :
la faiblesse, les douleurs se dissipèrent bien vite.

Mais qu'on se garde bien de conclure de cette

---

1. *De semine*, l. II, c. I. Charter, t III, p. 213.

observation l'inutilité du précepte des plus
grands maîtres en chirurgie, qui, fondés sur
d'autres observations, interdisent sévèrement
le coït aux blessés ; il n'y a point de praticien
qui n'ait pu se convaincre par soi-même combien il leur est nuisible. J'en rapporterai un
seul exemple dans lequel la masturbation fut
mortelle, et dont G. Fabrice de Hilden nous a
conservé l'histoire. Côme Slotan avait coupé la
main à un jeune homme qui l'avait eue meur-
trie par un coup de feu. Comme il le connaissait très ardent, il lui défendit sévèrement tout
commerce avec sa femme, qu'il avertit aussi
du danger ; mais, quand tous les accidents
furent dissipés et que la guérison était en bon
train, le malade, se sentant des désirs auxquels
sa femme ne voulut pas répondre, se pro-
cura, sans coït, une émission de semence, qui
fut immédiatement suivie de fièvre, de délire,
de convulsions et d'autres accidents violents,
dont il mourut au bout de quatre jours [1].
J'ai vu un jeune marié qui, se jetant étour-
diment du siège d'un cabriolet, tomba à côté ;
la roue de derrière lui passa sur le pied, entre
le talon et la cheville ; il n'y eut ni fracture ni
luxation, mais une forte contusion. Se trouvant
bien au bout de cinq jours, il se conduisit
comme s'il n'eût point eu d'accident. Deux
heures après toute la jambe enfla, avec des
douleurs inouïes, et une forte fièvre qui dura
près de trente heures. Revenons.

1. *Observat. chirurg.* cent. 2, obs. 22.

Ce que j'ai dit au commencement de cette section, sur la liaison entre les rêves et les idées dont l'âme s'est occupée pendant le jour, sert à expliquer pourquoi les masturbateurs sont si sujets aux pollutions nocturnes : leur âme, occupée dans tout le jour d'idées véné- riennes, se représente pendant la nuit les mêmes objets, ét le songe lascif est suivi d'une évacuation qui est toujours prête à se faire quand les organes ont acquis un degré consi- dérable d'irritabilité.

Il est important de prévenir de bonne heure les progrès de l'habitude ; et, quelle que soit la première cause des pollutions, de ne pas les laisser invétérer. Quand elles ont duré long- temps, elles se guérissent très difficilement. *Il n'y a point de maladie*, dit M. Hoffmann, *qui tourmente plus les malades et donne plus de peines aux médecins que les pollutions noc- turnes qui ont duré longtemps, et qui sont deve- nues habituelles, surtout si elles reviennent tous les jours. On emploie les meilleurs remèdes presque toujours inutilement, surtout même ils font plus de mal que de bien*[1].

Tous les médecins qui ont écrit sur cette maladie en ont dit la guérison très difficile, et tous les médecins qui ont eu occasion de la traiter l'ont éprouvé eux-mêmes; et l'on ne doit point en être surpris. A moins que l'on ne puisse ou restituer aux organes leur force et diminuer leur irritabilité pendant le temps qui

---

1. Cons. 1902.

s'écoule entre deux pollutions, ce qui est impossible, ou prévenir tout à coup le retour des songes lascifs, ce qui n'est pas plus aisé, on doit être sûr que la pollution reviendra, et qu'elle détruira tout le bien que peut avoir opéré la petite quantité de remède qu'on a employée depuis la dernière ; on ne peut donc gagner d'une pollution à l'autre qu'un infiniment petit, et il faut en accumuler un grand nombre avant que d'obtenir un effet sensible.

Cælius Aurelianus a rassemblé tout ce que les anciens ont dit de mieux sur le traitement. Il veut : 1° que le malade évite autant qu'il est possible toute idée vénérienne ; 2° qu'il soit couché sur un lit de matière dure et rafraîchissante ; qu'il applique sur ses reins une mince plaque de plomb ; qu'il applique sur toutes les parties qui sont le siège de la maladie des éponges trempées dans de l'eau et du vinaigre, ou des choses rafraîchissantes, comme les balaustes, l'acacia, l'hypociste, le psyllium ; 3° qu'il ne fasse usage que d'aliments et de boissons qui rafraîchissent et qui resserrent. Il lui conseille : 4° les fortifiants ; 5° l'usage du bain froid ; 6° de ne jamais se coucher sur le dos, mais toujours sur le côté ou sur le ventre. Ce conseil est plein de bonnes choses ; mais voyons plus distinctement quelle est l'indication qui se présente. C'est de diminuer la quantité de la semence et de prévenir les rêves.

L'alimentation et le régime général sont beaucoup plus propres à la remplir que les remèdes. Les aliments les plus convenables sont ceux qui sont tirés du règne végétal, les légumes et les fruits; parmi les viandes, celles qui contiennent le moins de substance. Dans l'une et l'autre classe, il faut faire choix de ceux qui n'ont aucune âcreté. On a déjà vu plus haut l'influence de ce régime sur la tranquillité du sommeil ; on ne peut trop le recommander aux personnes affligées de pollutions nocturnes, à qui cette tranquillité est si nécessaire. Elles doivent surtout renoncer au souper, ou au moins ne souper que très légèrement ; cette seule attention contribue plus à opérer la guérison que tous les remèdes.

J'ai vu, il y a plusieurs années, un jeune homme qui avait presque toutes les nuits une pollution nocturne, et qui avait déjà eu quelques accès de *cauchemar*. Un chirurgien-barbier lui ordonna de boire en se couchant quelques verres d'eau chaude qui, sans diminuer les pollutions, augmentèrent la dernière maladie ; les deux maux se réunirent et revinrent toutes les nuits ; le fantôme du cauchemar était une femme qui occasionnait en même temps la pollution. Affaibli par cette double maladie et par la privation d'un sommeil tranquille, il s'acheminait à grands pas vers une consomption. Je lui ordonnai de ne prendre à souper qu'un peu de pain et quelques fruits, de souper de bonne heure, et de prendre, en entrant au lit, un verre d'eau fraîche avec quinze gouttes de liqueur anodine minérale d'Hoffmann. Il ne tarda pas à reprendre un sommeil tranquille ; les deux maladies se dissipèrent entièrement, et il recouvra bientôt ses forces.

Les viandes indigestes, les viandes noires, surtout le soir, sont un véritable poison pour ce mal ; et je le répète, si l'on ne prend pas le parti de souper très peu et sans viande, les autres remèdes ne sont d'aucune utilité. Le vin, les liqueurs, le café, nuisent par plusieurs endroits. La meilleure boisson est l'eau pure, pour chaque bouteille de laquelle on peut dissoudre avec succès une dragme de nitre. J'ai cependant vu, il n'y a pas longtemps, un malade à qui le nitre nuisait, en lui procurant de plus fréquentes pollutions : j'attribuai cet effet à deux causes : l'une, c'est qu'il avait les nerfs très faibles, et dans ces tempéraments le nitre agit comme irritant ; l'autre, c'est qu'il augmentait considérablement les urines. La vessie se remplissait promptement pendant la nuit, et on sait que la tension de la vessie est une des causes déterminantes des pollutions.

Le précepte, que donne Cælius, d'éviter les lits mous, est de la plus grande importance ; il n'y faut point souffrir de plume ; la paille serait de beaucoup à préférer au crin, et j'ai vu quelques malades qui se sont fort bien trouvés de couvrir le matelas d'un cuir. Le conseil de ne pas se coucher sur le dos est également nécessaire ; cette situation nuit en contribuant à rendre le sommeil plus agité et en échauffant davantage les parties génitales. Enfin, comme l'habitude a ici une très grande influence et qu'il importe de la rompre, l'observation suivante pourra fournir un moyen d'y réussir. Je la tiens d'un Italien respectable par ses vertus, et l'un des plus excellents hommes que je me rappelle avoir vus. Il me consultait pour une maladie très différente ; mais afin de mieux m'instruire il me fit toute l'histoire de sa santé. Il avait été incommodé, cinq ans auparavant, de pollutions fréquentes qui l'épuisaient totalement. Il résolut fortement le soir de se réveiller au premier moment où une femme frapperait son imagination, et s'occupa longtemps de cette idée avant de s'endormir. Le remède eut le plus heureux succès ; l'idée du danger et la volonté de se réveiller, unies étroitement la veille à l'idée d'une femme, se reproduisirent au milieu du sommeil en même temps que cette dernière ; il se réveilla à temps ; et cette précaution réitérée pendant plusieurs soirs dissipa le mal [1].

Mais que ces deux derniers cas n'inspirent pas trop de sécurité, il en est contre lesquels les meilleurs remèdes échouent ; celui que M. Hoffmann rapporte [2] en est un exemple, et on doit d'avance donner aux malades l'avis qu'il donnait au sien ; c'est que sans une longue persévérance dans l'usage des remèdes, on ne doit en attendre aucun effet, ou plutôt, dans ce cas où le régime est l'essentiel, ce n'est sou-

---

1. J'ai vu des jeunes gens qui, ayant essayé de se lier la verge le soir, s'en sont bien trouvés ; il y en a eu d'autres pour qui cet expédient a été inutile. On a l'obligation à M. Ziégler, médecin à Vintbretour, d'avoir imaginé une machine, dont il m'a envoyé un modèle, qui m'a paru propre à remplir son but.

2. Cas. 10 [?].

vent qu'en l'observant longtemps qu'on peut
éprouver un soulagement sensible. Si on
emploie des remèdes, ils doivent être fondés
sur la même indication que le régime. Il n'y a
pas longtemps que j'ai vu une saignée assez
abondante emporter le mal. Les poudres nitreu-
ses, la limonade, les esprits acides, les laits
d'amandes, peuvent être d'un bon usage.

M. Hoffmann employa pour le masturbateur
qui, après avoir quitté ses infames pratiques,
tomba dans des pollutions, la poudre suivante :

R) *C. C. pphicé ppati, ossis sepiæ aa unc. S, succini
cum instillat. olei tartar, per deliquium ppat. dr, II
cascar, dr, I.*

dont il prenait une dragme le soir avec de l'eau
de cerises noires ; le matin les eaux de Selter et le
lait ; pour boisson une tisane de santal, de racines
de chine, de chicorée, de scorsonère et de cannelle. Moyennant ces secours, et une diète con-
venable, le malade guérit en quelques semaines.
M. Zimmermann a guéri, par l'usage de la
même poudre, *des pollutions très fréquentes,
suivies des langueurs ordinaires, et qui avaient
duré quelques années, chez un jeune homme
de vingt-et-un ans.* Il n'est pas aisé d'expliquer
comment cette poudre, qui n'est qu'un simple
absorbant, fait du bien ; mais j'ai vu de bons
effets du camphre.

Une autre espèce de pollutions, ce sont celles
des hypocondriaques. La circulation chez eux
se fait lentement, surtout dans les veines du

bas-ventre ; par là même les parties d'où elles
rapportent le sang sont souvent engorgées ; les
nerfs sont aisément mis en mouvement ; leurs
humeurs ont un caractère d'âcreté très propre
à irriter ; leur sommeil est ordinairement troublé par des songes : voilà bien des raisons de
pollution ; aussi ils y sont extrêmement sujets.
L'imagination, dit M. Boerhaave, *produit souvent pendant le sommeil des émissions de
semence. Les gens de lettres les plus assidus,
et les rateleux sont sujets à cet accident, et
l'écoulement de la semence est si considérable,
qu'ils tombent dans l'atrophie* [1]. Cette maladie
a pour eux des suites d'autant plus fâcheuses,
qu'ils ne se livrent jamais à quelques excès de
ce genre, sans en être extrêmement incommodés. M. Fleming l'a heureusement exprimé :

Non veneri crebro licet unquam impune litare.

« Jamais on ne peut impunément faire à Vénus de
fréquents sacrifices. »

Il n'y a qu'un moyen de curation, c'est d'attaquer la maladie principale. On commence par
détruire les engorgements, ensuite on emploie
les bains froids, et cette salutaire écorce que
Dieu veuille nous conserver. C'est alors véritablement le cas de ces deux puissants remèdes,
auxquels on peut quelquefois allier le mars. Si
les attentions sur le choix des aliments sont
nécessaires dans tous les cas, elles le sont plus

1. *Institut.*, § 776.

particulièrement dans celui-ci. Les hypocondriaques font généralement très mal les digestions ; les aliments mal digérés produisent des
gonflements flatueux qui, troublant la circulation, les disposent aux pollutions de deux
façons : 1° en gênant le retour du sang dans les
veines génitales ; 2° en troublant la tranquillité
du sommeil, et en disposant par là même aux
rêves. On sent par là la raison de la défense
que *Pythagore* faisait à ses disciples de manger
des aliments flatueux, qu'il regardait avec raison comme nuisibles, tant à la netteté et à la
force des fonctions de l'âme qu'à la chasteté.
Outre les deux raisons que j'en ai données,
pourrais-je hasarder d'en indiquer une troisième, que j'ai eu fortement lieu de soupçonner
chez deux malades? C'est l'expansion de l'air
dégagé des fluides, dans les corps caverneux, ce
qui produisait une érection et le prurit vénérien.
Personne n'ignore que toutes nos liqueurs sont
imprégnées de ce fluide, mais que tant qu'elles
sont parfaitement saines, il y est comme incar-
céré et privé de toute élasticité. De grands
physiciens avaient cru qu'il n'y avait que deux
moyens de la lui rendre : un degré de chaleur
plus considérable qu'on ne l'observe jamais
dans le corps animal, et la putréfaction. Mais
une foule d'observations de maladies produites
par l'air ainsi dilaté, ont prouvé qu'indépendamment de ces deux causes, il y avait d'autres
altérations dans les fluides qui opéraient le
même effet; et ces altérations paraissaient plus
fréquentes chez les hypocondriaques : ainsi il

n'est point étonnant que les corps caverneux
soient le siège de ce développement d'air mala-
dif ; il n'y a au contraire point de partie qui
paraisse devoir y être plus exposée ; et si l'on
n'y a pas fait attention plus tôt, c'est vraisem-
blablement manque d'observateurs plutôt que
d'observations. Celles-ci font sentir toute la
nécessité d'éviter ces aliments qui, plus chargés
d'air que les autres, incommodent et par celui
qui s'en sépare dans les premières voies, et
par celui qu'ils portent dans le sang. Tout le
monde sait que la bière nouvelle, qui est extrêmement flatueuse, occasionne de violentes érections ; et j'ai vu, depuis la dernière édition de
cet ouvrage, que M. Thiéry, un des plus savants
médecins et des plus célèbres praticiens de
France, a connu ces érections flatueuses.

On peut placer ici, comme analogue à cette
dernière espèce de pollutions, et attaquant
principalement les mélancoliques, une maladie
qu'on pourrait appeler fureur génitale ; elle
diffère du priapisme et du satyriasis ; je la
peindrai par une observation que j'avais déjà
publiée dans la première édition latine de cet
ouvrage, et omise dans la française. Un homme
âgé de cinquante ans en était atteint depuis
plus de vingt-quatre, et dans ce long terme il
n'avait pas pu se passer vingt-quatre heures de
femme, ou de l'horrible supplément de l'onanisme ; et il en réitérait ordinairement les actes
plusieurs fois par jour. Le sperme était âcre,
stérile ; l'évacuation très prompte. Il avait les
nerfs excessivement affaiblis, des accès de

mélancolie et de vapeurs très violents, les
facultés abruties, l'ouïe très pesante, les yeux
extrêmement faibles : il est mort dans l'état le
plus triste. Je ne lui ai jamais conseillé de
remèdes ; il en avait pris un grand nombre ;
plusieurs ne lui avaient rien fait ; tous ceux
qui étaient chauds lui avaient nui ; le seul
quinquina infusé dans du vin, que lui avait
ordonné M. Albinus, l'avait soulagé ; et l'autorité de ce grand médecin est un nouveau témoignage bien respectable en faveur de ce remède.
On trouve parmi les consultations de M. Hoffmann un cas à peu près semblable ; le prurit
vénérien était presque continuel, et l'âme et le
corps étaient également énervés[1].

1. *Consult.*, cent. 2 et 3, *Oper.*, t. III, p. 214.

SECTION XII

Gonorrhée simple.

La gonorrhée, dit Galien qui ne connaissait que la simple, *est un écoulement de semence sans érection.* Plusieurs auteurs de tous les siècles en parlent, et Moïse, le plus ancien de tous. On trouve dans les observations d'Hippocrate l'exemple d'un montagnard dont la maladie paraît avoir été un marasme, et qui avait un écoulement involontaire d'urine et de semence[1]. M. Boerhaave paraît cependant mettre cette maladie au nombre des choses douteuses. *On lit*, dit-il, *dans quelques livres de médecine, que la semence s'est quelquefois écoulée sans qu'on l'ait sentie. Mais cette maladie doit être très rare, et je ne sache pas que la semence se soit écoulée sans quelque chatouillement, ou ce n'était pas de la vraie semence séparée dans les testicules, et accumulée dans les vésicules séminaires, quoique j'aie vu la liqueur des prostates s'écouler*[2]. Cette autorité est sans doute bien respectable; mais, outre que M. Boerhaave ne décide point positivement, il a contre lui tous les médecins; et, pour ne

1. *Epid.*, t. VI, f. 3. n. 13, Foes, 1173.
2. *Epid.*, La Mettrie, t. VII, p. 214.

point sortir de son école, l'un de ses plus illustres disciples, M. Gaubius, admet l'évacuation
de semence sans sensation. Mes propres observations ne me laissent pas douter de l'existence
de l'une et de l'autre maladie. J'ai vu des
hommes qui, après une gonorrhée virulente,
après des excès vénériens, ou des masturbations, avaient un écoulement continuel par la
verge, mais qui ne les rendait pas incapables
d'érection et d'éjaculation : ils se plaignaient
même qu'une seule éjaculation les affaiblissait
plus qu'un écoulement de plusieurs semaines ;
preuve évidente que la liqueur de ces deux
évacuations n'était pas la même, et que celle
qui sort par la gonorrhée ne vient que des prostates, de quelques autres glandes qui entourent
l'urètre, des follicules répandues dans toute sa
longueur, ou enfin des vaisseaux exhalants di-
latés. J'en ai vu d'autres qui avaient, comme
les premiers, un écoulement qui les affaiblissait
encore plus, qui les rendait incapables de tout
prurit vénérien, de toute érection, et par là
même de toute éjaculation, quoique les testicules ne parussent point hors d'état de faire
leurs fonctions. Il me paraît démontré que dans
ces derniers la vraie semence testiculaire s'écoulait sans sensation. Et quand on connaît la structure des parties génitales, on se persuadera
aisément que la première maladie doit être
beaucoup plus fréquente que la dernière, mais
on comprendra très bien l'existence de celle-
ci. Les auteurs exacts ont appelé gonorrhée
vraie celle dans laquelle ils ont cru que la ma-

tière de l'écoulement était la vraie semence, et l'autre *gonorrhée bâtarde* ou *catarrhale*. M. Morgagni, dont le suffrage est d'un si grand poids, admet l'écoulement de l'une et de l'autre humeur, et il me semble qu'on ne peut pas le révoquer en doute [1].

Les dangers de cet écoulement sont très considérables ; on a vu, p. 7, le tableau qu'Arétée en fait : *Comment*, dit-il au même endroit, *ne serait-on pas faible, quand ce qui fait la force de la vie se perd continuellement ? La seule semence est ce qui fait la force de l'homme*. Celse, qui vivait avant Arétée, dit positivement que l'écoulement de semence sans sensation vénérienne mène à la consomption [2]. Jean, fils de Zacharie, plus connu sous le nom d'Actuarius, dans l'ouvrage qu'il composa en faveur de l'ambassadeur que l'empereur de Constantinople envoyait dans le Nord, pense comme les auteurs que j'ai déjà cités. *Si l'écoulement de semence qui se fait sans érection et sans sensation dure quelque temps, il produit nécessairement la consomption et la mort, parce que la partie la plus balsamique des humeurs et les esprits animaux se dissipent* [3].

Les auteurs les plus modernes pensent comme les anciens. *Tout le corps maigrit*, dit Sennert, *et surtout le dos ; les malades deviennent faibles, secs, pâles ; ils languissent ; ils ont des douleurs*

1. *De sedib. et caus. morbor.*, epist. 44, § 16.
2. *De Medicina*, l. IV, c. xxi.
3. *Medicus, sive de methodo medendi*, l. I, c. xxii.

de reins ; les yeux se creusent[1]. M. Boerhaave range cette gonorrhée parmi les causes de la paralysie ; et l'on remarquera que dans cet endroit il admet la gonorrhée de véritable semence. « La paralysie, dit-il, qui vient de la « gonorrhée, est incurable, parce que le corps « est épuisé[2]. » On trouve dans une très bonne dissertation de M. Koempf des observations fort intéressantes[3].

Cette maladie peut dépendre de plusieurs causes éloignées. La cause prochaine est presque toujours combinée d'un vice dans les liqueurs qui s'écoulent, qui sont trop ténues et souvent trop âcres, et d'un grand relâchement des parties. Le vice des liqueurs dénote un défaut d'élaboration qui dépend d'une faiblesse générale, qui exige les toniques que la faiblesse des organes indique aussi ; les circonstances concourantes décident sur le choix. Il serait hors de place d'entrer ici dans tous ces détails sur lesquels on trouvera de bonnes choses dans plusieurs auteurs, et surtout dans Sennert, l'auteur du meilleur abrégé de médecine pratique qu'on ait. Les mêmes remèdes, indiqués dans le courant de cet ouvrage contre les autres

1. *Praxis medica*, l. III, part. 9, sect. 2, c. IV.
2. *De morb. nervor.*, p. 747. Cet ouvrage, recueilli de ses leçons depuis 1730 jusqu'à 1735, et postérieur, par là même, de quelques années, aux leçons recueillies par M. de Haller, prouve que M. Boerhaave avait changé de sentiment sur la possibilité de la gonorrhée vraiment séminale ; et on sait que ce grand homme était toujours prêt à abjurer ses anciennes idées pour en adopter de nouvelles, dès qu'il était convaincu qu'elles étaient plus justes.
3. G.-L. Koempf, *De morbis ex atrophia*. Basl., 1756.

suites de la pollution, le sont contre celle-ci, le
bain froid, le quinquina, le mars, les autres
roborants [1]. M. Boerhaave dit que l'hépatique
produit d'excellents effets (*egregios sanè præstal
usus*) dans la gonorrhée invétérée qui dépend
du relâchement des organes [2]. Quelquefois, pour
détourner la tendance que l'habitude donne
aux humeurs sur la même partie, on peut
commencer par quelques laxatifs : il y a même
de grands médecins qui leur ont attribué une
efficacité presque spécifique contre cette maladie. L'expérience, plus encore que la raison,
m'a prouvé le contraire ; et ceux qui se donne-
ront la peine de lire les auteurs que j'ai nommés
plus haut, verront qu'ils n'ordonnent rien de
laxatif.

Actuarius ordonne *des choses qui fortifient
sans échauffer* [3].

Arétée, qui veut qu'on y remédie incessam-
ment, vu le danger dont elle menace, n'ordonne
que des fortifiants, l'abstinence des plaisirs de
l'amour, et le bain froid [4].

Celse, des ouvrages duquel l'un et l'autre

1. Je crois cependant devoir avertir que, quoique les fortifiants soient les remèdes le plus généralement indiqués dans ce
cas, il y a souvent des exceptions; j'ai vu de ces maux très invé-
térés, dont la longueur dépendait de l'état continuel de légère
phlogose dans lequel ces organes se trouvaient, et j'ai guéri les
malades par l'usage des délayants les plus doux, genre de cure
que j'ai souvent employé avec le même succès dans les maladies
de l'urètre les plus fâcheuses et les plus rebelles, sur lesquelles
je m'étendrai peut-être davantage quelque jour.

2. *Historia plantarum*, etc., p. 51.

3. *Historia plantarum*, l. IV, ch. VIII

4. Page 131

ont profité, ordonne des frictions et surtout le
bain d'eau *extrêmement froide (natationesque
quam frigidissimæ);* il veut que tout ce qu'on
mange et qu'on boit, on le prenne froid ; qu'on
évite tous les aliments qui peuvent engendrer
des crudités, des vents, et augmenter l'âcreté
de la semence. Fernel ordonne des aliments
succulents aisés à digérer, et des électuaires
restaurants[1].

Si la promesse de Languis, qui *osait jurer
que les purgatifs et la diète guériraient cette
maladie,* est vraie, ce ne peut être que dans le
cas où elle serait produite par un mauvais
régime qui aurait donné lieu à des obstructions
dans le bas-ventre, et fait dégénérer toutes les
humeurs, sans que les solides eussent encore
reçu d'atteintes bien considérables ; et il n'a
eu en vue que ce cas ; car s'ils avaient reçu
une atteinte un peu considérable, les purgatifs
devraient nécessairement être aidés par les
roborants. Telle était la gonorrhée que Regis
observa, et dont Craanen nous a conservé le
détail. *Un homme,* dit-il, *d'un tempérament
pituiteux, ayant fait longtemps usage d'aliments humectants, fut attaqué d'un écoulement
d'une humeur aqueuse, crue visqueuse, qui sortait sans sentiment. Il maigrissait, ses yeux se
cavaient, il perdait ses forces.* Regis *commença
par les purgatifs pour évacuer ces humeurs pi-
tuiteuses ;* ensuite il lui ordonna des fortifiants,
et des aliments desséchants ; enfin, si cela ne

1. *Oper omn.,* p. 544.

suffisait pas, il conseillait un caustique à chaque jambe. Mais cette méthode des purgatifs
ne peut jamais convenir quand cette maladie
est la suite des excès vénériens, et qu'elle dépend, comme dit Sennert, *de la faiblesse que
les vésicules séminales ont contractée par les
alternatives si fréquentes de réplétion et d'ina-
nition.*

Le détail de quelques cas fera mieux saisir
la véritable curation.

Timée en fournit un qui ne peut être mieux
placé qu'ici. *Un jeune homme,* dit-il, *étudiant
en droit, d'un tempérament sanguin, se pol-
luait manuellement deux ou trois fois par jour,
et quelquefois plus souvent : il tomba dans une
gonorrhée, accompagnée d'une faiblesse de tout
le corps. Je regardai la gonorrhée comme une
suite du relâchement occasionné dans les vaisseaux séminaux, et la faiblesse dépendait de la
fréquente effusion de semence, qui avait dissipé
la chaleur naturelle, amassé des crudités, lésé
le système nerveux, abruti l'âme, affaibli tout le
corps.*

Il lui ordonna un vin fortifiant avec les
astringents et les aromatiques infusés dans le
gros vin rouge ; un opiat de même nature,
et un onguent composé d'huile de roses, de
mastic, de nitre, de bol d'Arménie, de terre
sigillée, de balaustes et de cire blanche.
*Le malade fut guéri au bout d'un mois de
ce mal honteux, et je l'avertis de s'abstenir à
l'avenir de cette infâme débauche, et de se souvenir de la menace de l'Éternel, qui exclut*

les mous du royaume des cieux. (Cor. I, c. vi¹.)

Un des meilleurs médecins que nous ayons en Suisse, m'écrit M. Zimmermann, M. G.-M. Wepfer, de Schaffouse, *dont l'autorité ne peut être que d'un très grand poids, assure avoir guéri un écoulement continuel de semence, suite de la masturbation, par le secours de la teinture de mars de Ludovici.* M. Weslin, de Zurzach, *m'a confirmé la même chose sur sa propre expérience. Pour moi,* ajoute mon ami, *je n'en ai pas vu d'aussi bons effets.*

M. le professeur Stehelin parle d'un homme lettré qui était affligé d'une effusion involontaire de semence, sans idées vénériennes, et qu'il a guérie par l'usage d'un vin avec le mars et le quinquina. Les remèdes, et entre autres les eaux de Swalbach, et la douche d'eau froide sur le pubis et le périnée, n'eurent pas les mêmes succès chez un jeune homme qui s'était attiré ce mal par la masturbation. Il ajoute que M. le docteur Bongars, fameux praticien à Maseyck, a guéri deux personnes attaquées d'une débilité des vésicules séminales, en leur faisant prendre trois fois par jour huit à dix gouttes de laudanum liquide de Sydenham dans une tasse de vin de Pontac, et en leur faisant boire une décoction de salsepareille. M. Stehelin remarque que, quoique l'opium soit un remède contraire aux indications, il a cependant été conseillé par *Ettmuller contre l'éjaculation trop prompte qui dépend d'une*

1. Voyez Mangeti, *Bibliotheca medico-practica,* t. II, p. 625.

semence trop spiritueuse. Qu'il me soit permis d'ajouter qu'en examinant attentivement le conseil de ce fameux praticien, et en comparant la nature du mal, dans certains cas, avec les effets de l'opium, on concevra aisément que ce remède peut quelquefois être utile, mais non pas dans le cas dans lequel il le conseille. Il distingue avec beaucoup de soin les différentes espèces d'écoulement, il assigne les causes et le traitement de chaque espèce ; et, passant ensuite à l'éjaculation qui vient dès le commencement de l'érection, *nimis citam,* il en donne deux causes : 1° le relâchement des vésicules séminales ; 2° une liqueur séminale trop bouillante, trop spiritueuse et trop abondante ; c'est dans ce cas qu'il ordonne l'opium [1]. Mais à quel titre ?

L'opium, dont la vertu aphrodisiaque est si bien démontrée, vertu qu'Ettmuller lui-même indique, et dans son petit ouvrage sur ce remède, et dans l'endroit même où il donne ce conseil, ne peut qu'augmenter la cause de la maladie, et par là même en aggraver les symptômes. Les cas où il est utile, c'est au contraire quand les humeurs sont crues, ténues, aqueuses, et les nerfs en même temps excessivement mobiles. On sait qu'il remédie à ces différents accidents, qu'il suspend l'irritabilité et qu'il arrête toutes les évacuations, excepté la transpiration. Mais, on ne peut trop le redire, on doit être attentif à ne l'ordonner qu'à propos, sans quoi

---

1. *Colleg. pract. special,* t. I, c. II, p. 459.

il deviendrait nuisible. M. Tralles, dans son
excellent ouvrage sur ce remède, nous fournit
une observation, et on en trouve de semblables
ailleurs, qui doit nous obliger à beaucoup de
circonspection. Un homme, dit-il, qui, dès sa
jeunesse, avait eu du penchant aux pollutions,
ce qui l'avait rendu extrêmement faible, ne
prenait jamais de l'opium, soit pour modérer
une toux ou une diarrhée, ou dans quelque
autre but, qu'il n'eût pendant la nuit, et à son
grand dommage, des songes lascifs accompagnés d'une émission spermatique[1]. Qu'on me
permette une réflexion qui se présente naturellement, c'est que l'erreur d'Ettmuller prouve
bien évidemment : 1° combien une théorie
exacte a d'influence sur la pratique, qui, sans
son secours, ne peut être que très souvent
fausse et erronée ; 2° combien par là même un
homme qui réunit l'une et l'autre, doit avoir
d'avantages sur celui qui n'est guidé que par
quelques observations, ou qui se livre à une
théorie systématique ; enfin, 3° combien la lecture des meilleurs auteurs de pratique, qui ont
été dénués de cette théorie exacte due à notre
siècle, peut tromper ceux qui, en les lisant, ne
peuvent avoir qu'une foi implicite, et qui ignorent ces principes qui doivent servir de pierre
de touche, pour discerner en médecine ce qui
est de bon ou de mauvais aloi.

Je finirai par deux de mes observations ; un
plus grand nombre serait superflu.

1. *Usus opii salubris et noxius*, p. 131.

Un jeune homme de vingt ans, qui avait eu
le malheur de se polluer, était attaqué depuis
deux mois d'un écoulement muqueux continuel
et de pollutions nocturnes de temps en temps,
accompagnées d'un épuisement considérable ;
il avait de fréquents et violents maux d'estomac; il se sentait la poitrine extrêmement faible
et suait très aisément; je lui ordonnai l'opiat
suivant :

R) *Condit. rosar. rubr. unc. III. condit. anthos.
cort. Peruv. aa. unc. I. mastices dr. II. cath. dr. I.
olei. cinnam. gtt. III. sirup. cort. aur. q. s. f. elec-
tuar. solid.*

Il en prenait un quart d'once deux fois par
jour. Au bout de trois semaines il se trouva
bien à tous égards, et l'écoulement n'avait plus
lieu qu'après les pollutions nocturnes, qui
étaient beaucoup moins fréquentes; la continuation du même remède, pendant quinze jours, le
remit tout à fait.

Deux époux étrangers, que je n'ai jamais connus, attaqués presque dans le même temps, et
bien sûrs qu'il n'y avait pas de virus, d'un
écoulement accompagné de faiblesse et de douleurs tout le long de l'épine du dos, ne pouvaient accuser que des excès conjugaux ; l'écoulement était beaucoup plus considérable chez le
mari. Ils avaient essayé différents remèdes, très
inutilement, et entre autres des pilules mercurielles qui avaient augmenté l'écoulement ;
ils me firent consulter. Je leur ordonnai les
bains froids, un vin de quinquina, d'acier et de

fleurs de roses rouges. Ils prirent régulièrement le remède ; c'était dans l'été de 1758 ; les
pluies continuelles rendaient l'usage des bains
de rivière très difficile ; la femme n'en prit que
deux ou trois, le mari une douzaine ; au bout
de cinq semaines ils me firent dire qu'ils étaient
presque totalement rétablis ; j'ordonnai la continuation jusqu'à parfaite guérison, qui ne tarda
pas.

Ces succès heureux ne peuvent point servir
à fonder un pronostic général et favorable ;
cette maladie est le plus souvent extrêmement
rebelle, quelquefois même incurable. Je n'en
donnerai qu'un seul exemple, mais démons-
tratif. Un des plus grands praticiens qu'il y ait
aujourd'hui en Europe, et qui enrichit la médecine par des ouvrages tous excellents, est affligé,
depuis plus de quinze ans, d'une gonorrhée
simple, que tout son art et celui de quelques
autres médecins qu'il a consultés n'ont pu dissiper ; cette triste incommodité le consume peu
à peu, et fait craindre de le perdre longtemps
avant le terme auquel il serait à souhaiter qu'il
parvînt, et auquel il pourrait parvenir dans le
cours ordinaire des choses.

Il serait inutile de m'étendre davantage ;
j'ai tâché de ne rien omettre de ce qui peut
ouvrir les yeux des jeunes gens sur les horreurs de l'abîme qu'ils se préparent. J'ai indiqué
les moyens les plus propres à remédier aux
maux qu'ils se sont attirés ; je finis par réitérer
ce que j'ai déjà dit dans le cours de cet ouvrage,

que quelques cures heureuses ne servent pas à
leur faire illusion : le mieux guéri recouvre difficilement sa première vigueur, et ne conserve
une santé passable qu'à force de ménagements ;
le nombre de ceux qui restent dans la langueur
est décuple de ceux qui guérissent ; et quelques exemples de gens, ou qui n'avaient été que
peu malades, ou chez lesquels un tempérament
plus vigoureux a pu se relever plus aisément,
ne doivent point être regardés comme faisant
une règle générale.

      . . . . Non bene ripæ creditur;
    Ipse aries etiam nunc vellera siccat.

« Il n'est pas sûr de se fier à la rive ; (mon) bélier lui-
même sèche encore maintenant sa toison. »

FIN

TABLE DES MATIÈRES

ARTICLE III

LA CURATION

ARTICLE IV

MALADIES ANALOGUES

FIN DE LA TABLE DES MATIÈRES

Levallois-Perret. — Imp. Wellhoff et Roche, 55, rue Fromont.

GRAMMAIRES EN DEUX LANGUES

GRAMMAIRE DE LA LANGUE ANGLAISE. 1° Traité de la prononciation avec un *syllabaire*, exemples de lectures; — 2° Cours de thèmes complet sur les règles, difficultés de la langue; — 3° Idiotismes; — 4° Dialogues familiers, par CLIFTON et MERVOYER, 1 vol. in-18.................. 2 fr.

NEW ETYMOLOGICAL FRENCH GRAMMAR, by A. CHASSANG. With introductory remarks for the use of English schools and colleges, by L. Paul BLOUNT. B. A. French Master, St-Paul's School, Examiner at Christ's Hospital, London, 1 vol. in-18... 5 fr.

GRAMMAIRE ALLEMANDE pratique et raisonnée, par H.-A. BIRMANN. 1 vol. in-18......... 1 fr. 50

RECUEIL DE LECTURES ALLEMANDES en prose et en vers, par H. BIRMANN et DREYFUS. 1 vol. in-18.................. 1 fr. 50

GRAMMAIRE ESPAGNOLE-FRANÇAISE DE SOBRINO. Très complète et très détaillée, contenant toutes les notions nécessaires pour apprendre à parler et à écrire correctement l'espagnol. Nouvelle édition, refondue par A. GALBAN. 1 vol. in-8, cartonné................. 4 fr.

NOUVELLE GRAMMAIRE ESPAGNOLE FRANÇAISE. Avec des thèmes, grand nombre d'exemples dans chaque leçon, par A. GALBAN, 1 vol. in-18................. 2 fr.

GRAMATICA DE LA LENGUA FRANCESA, para los espanoles, por CHANTREAU, corrigée avec le plus grand soin par A. GALBAN. 1 vol. in-8.................. 4 fr.

LEÇONS D'ESPAGNOL à l'usage des établissements d'instruction, par ALLAUX.
1re partie, in-18 cartonné...... 2 fr.
2e partie, in-18 cartonné....... 3 fr.

NOUVELLE GRAMMAIRE RUSSE à l'usage des Français, par N. SOKOLOFF. 1 vol. in-18.. 3 fr. 50

GRAMMAIRE ITALIENNE en 25 leçons, d'après VERGANI, corrigée et complétée par C. FERRARI. 1 vol. in-18.................. 2 fr.

NUOVA GRAMMATICA FRANCESE-ITALIANA di LUDOVICO GOUDAR. Nuova edizione, corretta e arrichita da CACCIA. Un vol. in-18 2 fr.

GRAMMAIRE ALLEMANDE à l'usage des Italiens, par ENENKEL. 1 vol. in-18.................. 2 fr.

METODO TEORICO E PRATICO por apprendere a leggere, scrivere e parlare la *Lingua Tedesca*, da ARTURO ENENKEL. 1 vol. in-18 cartonné 2 fr.

GRAMMAIRE PORTUGAISE, raisonnée et simplifiée, par M. Pauline DE SOUZA, 1 fort v. grand in-18.... 6 fr.

ABRÉGÉ DE LA GRAMMAIRE PORTUGAISE de M. P. de SOUZA, avec un cours gradué de thèmes, par L.-S. de FONSECA. 1 vol. in-18. 3 fr.

GRAMMAIRE DE LA LANGUE D'OIL, français des XIIe et XIIIe siècles, par A. BOURGUIGNON. 1 vol. in-18.................. 3 fr.

DICTIONNAIRE USUEL DE TOUS LES VERBES FRANÇAIS

Tant réguliers qu'irréguliers, par MM. BESCHERELLE frères,
2 forts vol. in-8 à 3 col., 12 fr. Relié 16 fr.

DICTIONNAIRE DES SYNONYMES DE LA LANGUE FRANÇAISE, par A. BOURGUIGNON et H. BERGEROL. 1 vol. in-32 relié.... 5 fr.

DICTIONNAIRE ÉTYMOLOGIQUE DE LA LANGUE FRANÇAISE, par MM. BERGEROL et TULOU. 1 vol. in-32, format CAZIN, relié 5 fr.

NOUVEAU DICTIONNAIRE DES RIMES. Précédé d'un traité complet de la versification, par QUITARD. 1 vol. in-32 2 fr.; relié........ 2 fr. 50

DICTIONNAIRE DES TERMES DE MARINE, par POUSSART, officier de marine. Gravures, Cartes. 1 vol. in-32 relié.................. 3 fr. 50

PETIT DICTIONNAIRE D'HISTOIRE, DE GÉOGRAPHIE ET DE MYTHOLOGIE, par QUITARD, faisant suite au *Petit Dictionnaire national* de M. BESCHERELLE, 1 vol. in-32 broché, 1 fr. 50; relié... 2 fr.

NUOVO VOCABOLARIO UNIVERSALE della lingua italiana, storico, scientifico, etc., compilato da B. MELZI. 1 vol. in-18 jésus, relié. 6 fr.

NUOVO VOCABULARIO UNIVERSAL DA LENGUA PORTUGUEZA, par LEVINDO CASTRO DE LA FAYETTE. Format Cazin édition de luxe, 1 vol. grand in-32, petit caractère, 1,200 pages................. 6 fr.

PETIT DICTIONNAIRE NATIONAL. Nouvelle édition entièrement refondue, d'après le nouveau Dictionnaire National, et la 7e édition du Dictionnaire de l'Académie, par BESCHERELLE aîné, 1 vol. in-32 élégamment relié, toile souple.............. 2 fr.

DICTIONNAIRES EN DEUX LANGUES

Avec la prononciation figurée, très complets et exécutés avec le plus grand soin, contenant chacun la matière d'un fort vol. in-8, à l'usage des voyageurs, des lycées, des collèges, de la jeunesse des deux sexes, et de toutes les personnes qui étudient les langues étrangères.

Nouveau dictionnaire anglais-français et français-anglais, par CLIFTON, 1 vol. relié, revu par M. FÉNARD.................... 5 fr.

Nouveau dictionnaire allemand-français et français-allemand, par K. ROTTECK, revu par M. KISTER, 1 vol. relié..................... 5 fr.

Nouveau dictionnaire italien-français et français-italien, par C. FERRARI, 1 vol. relié........ 5 fr.

Nouveau dictionnaire français-espagnol et espagnol-français, par VICENTE SALVA, 1 vol. relié. 6 fr.

Nouveau dictionnaire portugais-français et français-portugais, par SOUZA PINTO, 1 fort vol. relié 6 fr.

Nouveau dictionnaire français-russe et russe-français, par SOKOLOFF, 2 vol. reliés............. 10 fr.

Nouveau dictionnaire latin-français, par de SUCKAU, 1 vol. relié 5 fr.

Nouveau dictionnaire français-latin, par BENOIST, 1 vol. relié 5 fr.

Nouveau dictionnaire grec-français, rédigé sur un plan nouveau, par A. CHASSANG, 1 vol. relié..... 6 fr.

Nouveau dictionnaire grec moderne-français et français-grec moderne, par Emile LEGRAND, 2 vol. reliés.................... 12 fr.

Diccionario español-inglés ó inglés-español portatil, por D.-F. COLONA BUSTAMANTE, 2 vol. reliés 6 fr.

Nouveau dictionnaire español-alemán y alemán-español, por ARTURO ENENKEL, 1 vol. relié.. 6 fr.

Diccionario español-italiano ó italiano-español, por D.-J. CACCIA, 1 vol. relié.................... 5 fr.

New dictionary of the english and italian languages, by ALPP DE BIRMINGHAM, 1 vol. relié........ 6 fr.

Dictionnaire italien-allemand et allemand-italien, composé d'après un nouveau plan, par ARTURO ENENKEL, 1 vol. relié............. 6 fr.

Dictionnaire anglais-portugais et portugais-anglais, par CASTRO DE LAFAYETTE, 1 volume......... 6 fr.

Dictionnaire portugais-allemand et allemand-portugais, par ENENKEL, 1 vol. in-32 relié........... 8 fr.

GUIDES POLYGLOTTES

Manuels de la conversation et du style épistolaire, à l'usage des voyageurs et des écoles. Grand in-32, format dit Cazin, papier satiné, reliure élégante...... 2 fr.

Français-Anglais, 1 vol.
Français-Allemand, 1 vol.
Français-Espagnol, 1 vol.
Français-Italien, 1 vol.
Français-Portugais, 1 vol.
English and French, 1 vol.
English and Spanish, 1 vol.
English and Italian, 1 vol.
English-Russian, 1 vol.
Deutsch-Franzœsischen, 1 vol.
Deutsch-English, 1 vol.
Español-Francés, 1 vol.
Español-Inglés, 1 vol.
Español-Alemán, 1 vol.

Español-Italiano, 1 vol.
Español-Portugués, 1 vol.
Italiano-Francese, 1 vol.
Italiano-Tedesco, 1 vol.
Italiano-Portoghese, 1 vol.
Portuguez-Francez, 1 vol.
Portuguez-Inglez, 1 vol.
Hollandsch-Fransch, 1 vol.
Russe-Français, 1 vol.
Russe-Italien, 1 vol.
Russe-Allemand, 1 vol.
Français-Roumain, 1 vol.
Grec moderne-Français, 1 vol.

GUIDE EN QUATRE LANGUES, Français-Anglais-Allemand-Italien. 1 volume in-16.......... 3 fr.

GUIDE EN SIX LANGUES, Français-Anglais-Allemand-Italien-Espagnol-Portugais, 1 volume in-16........................... 5 fr.

Avec la prononciation figurée, format in-16, reliure élégante.................. 3 fr.

Français-Anglais, 1 vol.
Français-Allemand, 1 vol.
Français-Espagnol, 1 vol.
Français-Italien, 1 vol.
Français-Portugais, 1 vol.
Français-Russe, 1 vol.
English and French, 1 vol.

English and Spanish, 1 vol.
English and Italian, 1 vol.
English and Portuguese, 1 vol.
Deutsch-Franzœsischen, 1 vol.
Deutsch-Italieanisch, 1 vol.
Deutsch-Spanisch, 1 vol.
Deutsch-Portugiesisch, 1 vol.

Español-Francès, 1 vol.
Español-Inglès, 1 vol.
Español-Alemán, 1 vol.
Español-Italiano, 1 vol.
Español-Portuguez, 1 vol.
Italiano-Francese, 1 vol.
Italiano Tedesco, 1 vol.
Italiano-Espagnuolo, 1 vol.

Italiano-Portughese, 1 vol.
Portuguez-Francez, 1 vol.
Portuguez-Inglez, 1 vol.
Portuguez-Alemao, 1 vol.
Portuguez-Hespanhol, 1 vol.
Portuguez-Italiano, 1 vol.
Russe-Français, 1 vol.

NOUVEAUX VOCABULAIRES EN DEUX LANGUES

Avec la prononciation figurée dans les deux langues, contenant les mots usuels de la vie pratique, à l'usage des voyageurs. Format elzévir, relié toile...... 2.50

Français-Anglais, par LAUGHLIN, 1 v.
Français-Allemand, par BIRMANN, 1 vol.
Français-Italien, par ANGELI, 1 vol.
Français-Russe, par TKATCHEFF, 1 vol.
Français-Espagnol, par ZÉROLO, 1 v.
Français-Portugais, par FONSECA, 1 v.
Deutsch-Franzœsischen, par BIRMANN, 1 vol.
Deutsch-Spanisch, par ENENKEL, 1 v.

Deutsch-Englisch, par BLUM, 1 vol.
English-French, par LAUGHLIN, 1 vol.
English-Italian, par CARDIN, 1 vol.
Italiano-Inglese, par CARDIN, 1 vol.
Italiano-Francese, par ANGELI, 1 vol.
Español-Francès, par ZÉROLO, 1 vol.
Español-Alemán, par ENENKEL, 1 vol.
Portuguez-Francez, par FONSECA, 1 v.
Portuguez-Inglez, par MESQUITTA, 1 v.
Russe-Français, par TKATCHEFF, 1 v.

GRANDS DICTIONNAIRES EN DEUX LANGUES

NOUVEAU DICTIONNAIRE latin-français, par MM. H. GOELZER et BENOIST. 1 volume grand in-8° à 3 colonnes.................. 10 fr.

DICTIONNAIRE anglais-français et français-anglais. Composé sur un nouveau plan d'après les ouvrages spéciaux les plus récents, par CLIFTON et ADRIEN GRIMAUX, 2 vol. in-8°, 2,200 pages à 3 colonnes. 20 fr. — Reliés, 2 volumes en un. 25 fr. en 2 volumes................. 28 fr.

GRAND DICTIONNAIRE français-allemand et allemand-français, par II. A. BIRMANN, 2 forts vol. grand in-18 25 fr. Reliés.... 33 fr.

GRAND DICTIONNAIRE espagnol-français et français-espagnol. Avec la prononciation dans les deux langues, rédigé par D. VINCENTE SALVA et d'après les meilleurs dictionnaires anciens et modernes, par MM. NORIEGA ET CUIM. 1 fort vol. gr. in-18, 1,600 pages à 3 colonnes, 16 fr.; Relié................. 20 fr.

GRAND DICTIONNAIRE italien-français et français-italien. Rédigé d'après les ouvrages et les travaux les plus récents, avec la prononciation dans les deux langues, par MM. CACCIA et FERRARI, 2 forts vol. grand in-8 à 8 colonnes, réunis en 1 vol. 20 fr.; reliés...... 25 fr.

DICTIONARY spanish-english et inglès-español. Le plus complet de ceux publiés jusqu'à ce jour, rédigé d'après les meilleurs dictionnaires anglais et espagnols : *de l'Académie espagnole, Salva, Scouse, Cliffton, Woucesien, Webster,* etc., par LOPEZ et BENSLEY. 1 vol. gr. in-18 relié. 20 fr.

NOUVEAU DICTIONNAIRE grec-français, par M. CHASSANG, 1 vol. gr. in-8 relié.................. 12 fr.

CODES ET LOIS USUELLES

Classés par ordre alphabétique, contenant la législation jusqu'à ce jour collationnée sur les textes officiels, présentant en notes sous chaque article des Codes, ses différentes modifications, la corrélation des articles entre eux, la concordance avec le droit romain, l'ancienne législation française et les lois nouvelles, précédée des *Lois Constitutionnelles* et accompagnée d'une table chronologique et d'une table des matières.

Par MM. AUGUSTIN ROGER et ALEXANDRE SOREL

Président du Tribunal Civil de Compiègne, Chevalier de la Légion d'honneur

Nouvelle édition imprimée en caractères neufs, entièrement refondue et considérablement augmentée.

1 vol. gr. in-8, d'environ 1,500 pages. — Broché, 20 fr. Relié demi-chagrin, 25 fr.

LE MÊME OUVRAGE édition portative, format grand in-32 jésus, en deux parties. — Cette édition, entièrement refondue, est imprimée en caractères neufs comme l'édition grand in-8°.

1re PARTIE. Les *Codes*, broché. 4 fr. » Relié, 1/2 chagrin.......... 5 fr. 25

2° PARTIE. Les *Lois usuelles*, b. 8 fr. » Relié, 1/2 chagrin.......... 10 fr. 50

RÉPÉTITIONS ÉCRITES SUR LE CODE CIVIL

Contenant l'exposé des principes généraux, leurs motifs et la solution des questions théoriques, par **Mourlon**, docteur en droit, avocat à la Cour d'appel. 2ᵉ édition, revue et mise au courant, par Ch. **Demangeat**, conseiller à la Cour de Cassation, professeur honoraire à la faculté de droit de Paris. 3 vol. in-8. **37 50**
Chaque examen, formant 1 vol., se vend séparément.................. **12 50**

Dictionnaire de droit commercial, industriel et maritime, par J. **Ruben de Couder**, docteur en droit, président du tribunal civil de la Seine, 3ᵉ édition dans laquelle a été entièrement refondu et remis au courant l'ancien ouvrage de MM. **Gouget** et **Merger**. 6 forts vol. in-8. 60 fr. Bien relié......... **70 fr.**
Supplément au dictionnaire de droit commercial, industriel et maritime, d'après MM. **Gouget** et **Berger**, par M. J. **Ruben de Couder**, Conseiller à la Cour de Cassation. 1 volume, broché 10 fr.; relié 1/2 chagrin, tr. jaspées.. **12 fr.**

ŒUVRES COMPLÈTES DE BUFFON. Avec la nomenclature Linéenne et la classification de Cuvier; édition nouvelle; annotée par M. **Flourens**, membre de l'Académie française, nouvelle édition. 12 volumes, grand in-8, illustrés de 150 planches, 400 sujets coloriés, dessins originaux de MM. **Traviès** et **Gobin**............. **150 fr.**

ŒUVRES DE CUVIER, Suivies de celles du comte **de Lacépède**, complément aux Œuvres complètes de Buffon, annotées par M. **Flourens**. 4 forts vol. gr. in-8, 150 sujets coloriés. **50 fr.**

CHEFS-D'ŒUVRE DE LA LITTÉRATURE FRANÇAISE

Format in-8 cavalier, papier vélin satiné du Marais, Imprimés avec luxe, ornés de gravures sur acier; dessins par les meilleurs artistes. — **60 volumes sont en vente à 7 fr. 50.** — On tire, de chaque volume de la collection, *150 exemplaires numérotés* sur papier de Hollande avec fig. sur Chine avant la lettre; le volume, **15 fr.**

Œuvres complètes de Molière. 2ᵉ édition, très soigneusement revue sur les textes originaux, avec un nouveau travail de critique et d'érudition, aperçus d'histoire littéraire, examen de chaque pièce, commentaires, vocabulaire par L. **Moland**, 12 vol.

Œuvres complètes de J. Racine. Avec une vie de l'auteur et un examen de chacun de ses ouvrages, par M. **Saint-Marc-Girardin**, de l'Académie française, 8 volumes.

Essais de Michel de Montaigne. Nouvelle édition avec les notes de tous les commentateurs, complétée par M. J.-V.-L. **Clerc**, étude sur Montaigne par **Prévost-Paradol**. 4 vol. avec portrait.

Œuvres complètes de La Bruyère. Publiées d'après les éditions données par l'auteur, notice sur La Bruyère, variantes, notes et un lexique, par A. **Chassang**, lauréat de l'Académie française, inspecteur général de l'Instruction publique. 2 vol.

Œuvres complètes de La Rochefoucauld. Nouvelle édition, avec des notices sur la vie de La Rochefoucauld et sur ses divers ouvrages, variantes, notes, table analytique, un lexique, par A. **Chassang**, 2 vol.

Œuvres complètes de Boileau. Avec des commentaires et un travail de M. **Gidel**. Gravures de **Staal**. 4 vol.

André Chénier. Œuvres poétiques. Nouvelle édition, vignettes de **Staal**. 2 vol.

Œuvres complètes de Montesquieu. Textes revus, collationnés et annotés par **Édouard Laboulaye**, membre de l'Institut. 7 vol.

Œuvres de Pascal. Lettres écrites à un provincial. Nouvelle édition, introduction, notice, variantes des éditions originales, commentaire, bibliographie, par L. **Derome**. Portraits de personnages importants de Port-Royal, gravés sur acier. 2 vol.

Œuvres choisies de Pierre de Ronsard. Avec notice, notes et commentaires, par **Sainte-Beuve**; nouvelle édition, revue et augmentée, par **Moland**. 1 vol. avec portrait.

Œuvres de Clément Marot. Annotées, revues sur les éditions originales; Vie de Clément Marot, par **Charles d'Héricault**. 1 vol. avec portrait.

Œuvres de Jean-Baptiste Rousseau. Avec un nouveau travail de **Ant. de Latour**. 1 vol. orné du portrait de l'auteur.

Chefs-d'œuvre littéraires de Buffon. Introduction par M. **Flourens**, de l'Académie française. 2 vol. avec portrait.

Œuvres complètes de La Fontaine.

Œuvres choisies de Massillon. Accompagnées de notes, notice par M. **Godefroy**. 2 vol. avec portraits.

ŒUVRES COMPLÈTES DE VOLTAIRE

Nouvelle édition avec Notices, Préfaces, Variantes, Table analytique

LES NOTES DE TOUS LES COMMENTATEURS ET DES NOTES NOUVELLES

Conforme pour le texte à l'édition de Beuchot.

Enrichie des découvertes les plus récentes et mise au courant des travaux qui ont paru jusqu'à nos jours.

Cette nouvelle édition des *Œuvres complètes de Voltaire*, publiée sous la direction de M. Louis MOLAND, a supplanté celle de Beuchot : c'est un travail remarquable et digne de l'érudition de notre temps.

52 vol. in-8°, y compris 2 vol. de table, le vol . . . . 7 fr.

SUITE DE 90 GRAVURES MODERNES

Dessins de STAAL, PHILIPPOTEAUX, etc.

Ces quatre-vingt-dix gravures modernes, qui viennent s'ajouter aux gravures de l'édition de Kehl, sont des œuvres excellentes pour lesquelles aucun soin n'a été épargné et qui représentent dignement l'art actuel à côté de l'art ancien . . . . 30 fr.

Il a été tiré 150 épreuves sur papier de Chine, 60 fr.

Suite de 109 gravures d'après les dessins de MOREAU jeune.

Nouvelle édition tirée sur les planches originales.

Les gravures exécutées d'après les dessins de MOREAU jeune, pour la célèbre édition des ŒUVRES DE VOLTAIRE imprimée à Kehl à la fin du siècle dernier, jouissent d'une réputation qui en faisait désirer vivement la réimpression par les amateurs. Tirée sur les planches originales. Le travail de cette édition a été confié à un de nos meilleurs imprimeurs en taille-douce . . . . 30 fr.

Il a été tiré 150 épreuves sur papier de Chine et 150 sur papier Wathman . . . . 60 fr.

ŒUVRES COMPLÈTES DE DENIS DIDEROT

COMPRENANT :

Tout ce qui a été publié à diverses époques et tous les manuscrits inédits conservés à la Bibliothèque de l'Ermitage. Revues avec soin sur les éditions originales, Notices, Notes, Table analytique.

Par J. ASSÉZAT.

Cette édition, véritablement complète des Œuvres de Diderot, forme 20 volumes in-8° cavalier, imprimés par M. Claye sur beau papier du Marais, à 7 fr. le volume.

CORRESPONDANCE LITTÉRAIRE, PHILOSOPHIQUE ET CRITIQUE

Par GRIMM, DIDEROT, RAYNAL et MEISTER.

Nouvelle édition collationnée sur les textes originaux, comprenant outre ce qui a été publié à diverses époques et les fragments supprimés en 1813 par la censure, les parties inédites conservées à la Bibliothèque ducale de Gotha et à l'Arsenal de Paris.

Notice, Notes, Table générale, par Maurice TOURNEUX. 16 vol. in-8° cavalier; le caractère et le papier sont semblables à ceux des *Œuvres complètes* de Diderot, le volume . . . . 7 fr.

Il a été tiré 100 exemplaires numérotés sur papier de Hollande. Le volume . . . . 15 fr.

ŒUVRES COMPLÈTES DE BÉRANGER

8 vol. in-8. format caval., magnifiquement imprimés, papier vélin satiné, contenant :

Les Œuvres anciennes, illustrées de 52 gravures sur acier, d'après CHARLET, JOHANNOT, RAFFET, etc........ 28 fr.

Les Œuvres posthumes. Dernières chansons (1834 à 1851), illustrées de 14 gravures sur acier, de A. de LEMUD, 1 vol..................... 12 fr.

Ma Biographie, illustrée de 8 gravures, 1 vol................... 12 fr.

Musique des chansons, airs notés anciens et modernes. Edition revue par F. BÉRAT, ill. de 80 gravures d'après GRANDVILLE et RAFFET. 1 vol. 10 fr.

MÊME OUVRAGE, sans gravures.. 6 fr.

Correspondance de Béranger. Un magnifique portrait gravé sur acier, 4 forts vol. 1,200 lettres et le catalogue analytique de 150 autres....... 24 fr.

Chansons de Béranger, anciennes et posthumes. Nouvelle édition populaire, illustrée de 161 dessins inédits de BAYARD, DARJOU, GODEFROY, DURAND, PAUQUET, etc., gravés par les meilleurs artistes, vignettes par M. GIACOMELLI. 1 vol. gr. in-8................. 10 fr.

Les chansons de Béranger avec musique et accompagnement de piano illustré par BAYARD, 1 vol. in-4° 15 fr. relié........................ 20 fr.

Musique des chansons de Béranger, airs notés anciens et modernes. Nouvelle édition revue par FRÉDÉRIC BÉRAT, augmentée de la musique des chansons posthumes d'airs composés par BÉRANGER, HALÉVY, GOUNOD, LAURENT DE RILLÉ, 120 gravures d'après GRANDVILLE et RAFFET. 1 vol. gr. in-8........................ 10 fr.

Album Béranger, par GRANDVILLE, 80 dessins, 1 vol. in-8 cav.... 10 fr. Ces gravures ne font pas double emploi avec les aciers.

Chants et chansons populaires de la France. Nouvelle édition *avec musique*, illustrée de 339 belles gravures sur acier, d'après DAUBIGNY, M. GIRAUD, MEISSONIER, STALL, STEINHEIL, TRIMOLHET, gravées par les meilleurs artistes. Notice par A. DE LAMARTINE, 3 vol. in-8,............................... 48 fr.

Chants et chansons populaires des provinces de France. Notice par CHAMPFLEURY. Accompagnement de piano par J.-B. WECKERLIN. Illustrés par BIDA, COURBET, JACQUE, etc. 1 vol. gr. in-8............................ 12 fr.

Chansons nationales et populaires de la France. Notes historiques et littéraires par DUMERSAN et NOEL SÉGUR, vignettes dans le texte et gravures sur acier, 2 vol. gr. in-8.. 20 fr.

L'ancienne chanson populaire en France aux seizième et dix-septième siècles, par J.-B. WECKERLIN, bibliothécaire au Conservatoire de musique et anciens airs notes, gravures en chromotypographie, 1 vol. in-18,............. 5 fr. Il a été tiré 50 exemplaires numérotés sur papier de Hollande.......... 10 fr.

Le Beranger des écoles, accompagné d'une étude et de notes, par E. LEGOUVÉ de l'Académie française, 1 vol. in-18................................. 1 fr. 50

BIBLIOTHÈQUE D'UN DÉSŒUVRÉ

Série d'ouvrages in-32, format elzévirien.

Œuvres complètes de Béranger, avec les 10 chansons publiées en 1847, 1 vol..................... 3.50

Œuvres posthumes de Béranger Dernières chansons et Ma Biographie, appendice, notes inédites de Béranger. 1 vol.................... 3 fr. 50

PIERRE DUPONT. Muse populaire, chants et poésies, 1 vol... 3 fr.

RABELAIS
Illustré par GUSTAVE DORÉ

Deux vol. in-4°.............. 70 fr.
Relié toile................. 80 fr.

Relié chagrin.................. 90 fr.
    avec coins....... 100 fr.

Il a été tiré 50 exemplaires numérotés sur chine.

MÊME OUVRAGE. Première édition, Texte revu et collationné sur les éditions originales, accompagné d'une vie de l'auteur et de notes. 2 vol. in-4° colomb. 200 fr. 100 exempl. sur papier de Hollande......................... 300 fr.

Ouvrages grand in-8° jésus, magnifiquement illustrés

GALERIES DE PORTRAITS

GRAVURES SUR ACIER

20 fr. le volume. — 1/2 reliure soignée, tranches dorées, 26 fr.

GALERIE DE PORTRAITS LITTÉRAIRES

Par SAINTE-BEUVE. — J. de Maistre, Montalembert, Thiers, Tocqueville, etc. Portraits gravés à l'eau forte. 1 vol.

GALERIES DE PORTRAITS HISTORIQUES

Tirés des *Causeries du lundi*, par SAINTE-BEUVE, de l'Académie Française. Portraits gravés sur acier, 1 vol.

GALERIE DES GRANDS ÉCRIVAINS FRANÇAIS

Par LE MÊME, semblable au précédent pour l'exécution et les illustrations. 1 vol.

NOUVELLE GALERIE DES GRANDS ÉCRIVAINS FRANÇAIS

Tirée des *Portraits littéraires* et des *Causeries du Lundi*, par LE MÊME. 1 vol.

GALERIE DES FEMMES CÉLÈBRES

Tirée des *Causeries du Lundi*, des *Portraits littéraires*, des *Portraits de Femmes*, par LE MÊME, 1 vol.

NOUVELLE GALERIE DE FEMMES CÉLÈBRES

Par LE MÊME, semblable pour l'exécution à ceux ci-dessus. 1 vol.
Ces 5 volumes se complètent l'un par l'autre. Ils contiennent la fleur des *Causeries du Lundi*, des *Portraits littéraires* et des *Portraits de Femmes*.

POÉSIES D'ANDRÉ CHÉNIER

Avec notice et notes par M. L. MOLAND, gravures sur acier, dessins de STAAL. 1 vol.

DANTE ALIGHIERI

La Divine Comédie, traduite en français par le chevalier ARTAUD DE MONTOR, préface de M. LOUIS MOLAND. Illustrée, dessins de YAN' DARGENT, 1 vol.

HISTOIRE DE FRANCE

Depuis la fondation de la monarchie, par MENNECHET, ill. 20 grav. sur acier, gravées par F. DELANNOY, OUTHWAITH, etc., 1 vol.

NOUVELLE GALERIE D'HISTOIRE NATURELLE

Tirée des œuvres complètes de Buffon et de Lacépède, vie de Buffon par FLOURENS, illustrée dans le texte, coloriées et hors texte, 30 planches sur acier de MM. TRAVIÈS et Henri GOBIN, 1 fort volume.

LA FRANCE GUERRIÈRE

Récits historiques d'après les chroniques et les mémoires de chaque siècle, par CH. D'HÉRICAULT et L. MOLAND, gravures sur acier. 1 vol.

LETTRES CHOISIES DE Mme DE SÉVIGNÉ

Avec une magnifique galerie de portraits sur acier. 1 vol.

GALERIE ILLUSTRÉE D'HISTOIRE NATURELLE

Tirée de Buffon, édition annotée par FLOURENS, 33 gravures sur acier, coloriées, dessins nouveaux de ED. TRAVIÈS et H. GOBIN. 1 vol.

LA FEMME JUGÉE PAR LES GRANDS ÉCRIVAINS DES DEUX SEXES

La Femme devant *Dieu*, devant la *Nature*, devant la *Loi*, devant la *Société*. Riche et précieuse mosaïque de toutes les opinions émises sur la Femme depuis les siècles les plus reculés jusqu'à nos jours, par D.-J. LARCHER, introduction de BESCHERELLE AÎNÉ, 20 superbes gravures sur acier, dessins de STAAL. 1 vol.

LES FEMMES D'APRÈS LES AUTEURS FRANÇAIS

Par E. MULLER. Illustré des portraits des femmes les plus illustres, gravés au burin, dessins de STAAL. 1 vol.

LETTRES CHOISIES DE VOLTAIRE

Notice et notes explicatives par M. L. MOLAND, ornées de portraits historiques. Dessins de PHILIPPOTEAUX et STAAL, gravés sur acier. 1 vol.

GALERIES HISTORIQUES DE VERSAILLES

(Edition unique)

Ce grand et important ouvrage a été entrepris au frais de la liste civile du roi Louis-Philippe, et rédigé d'après ses instructions. Il renferme la description de 1,200 tableaux; des notices historiques sur 676 écussons armoriés, 10 volumes in-8°, accompagnés d'un atlas de 100 gravures in-folio....., 100 fr.
ALBUM (formant un tout complet) de 400 gr., avec notice, relié, doré. 60 fr

CHEFS-D'ŒUVRE DU ROMAN FRANÇAIS

12 beaux vol. in-8 cavalier, illustr. de charmantes grav. sur acier, dessins de STAAL.

Chaque volume sans tomaison se vend séparément 3 fr. 50

Œuvres de Mme de La Fayette, 1 v.
Œuvres de Mmes de Fontaines et de Tencin.................. 1 vol.
Œuvres de Mme Riccoboni. 1 vol.
Œuvres de Mme Elie de Beau-mont, de Mme de Genlis, de Fiévée, de Mme Duras... 1 vol.
Œuvres de Mme de Souza. 1 vol.
Corinne ou l'Italie, par Mme DE STAEL.................. 1 vol.

ŒUVRES DE WALTER SCOTT

Traduction de M. DEFAUCONPRET, édition de luxe revue et corrigée avec le plus grand soin, illustrée de 59 magnifiques vignettes et portraits sur acier d'après RAFFET, 30 volumes in-8 cavalier, papier glacé et satiné...... .... 150 fr.
Chaque volume... 5 fr.

TOMES.	TOMES.	TOMES.
1. Waverley.	10. L'abbe.	21. Chronique de la Canongate.
2. Guy Mannering.	11. Kenilworth.	22. La jolie fille de Perth.
3. L'Antiquaire.	12. Le Pirate.	23. Charles le Téméraire.
4. Rob-Roy.	13. Les Aventures de Nigel.	24. Robert de Paris.
5. Le nain noir.		25. {Le Château périlleux. {La Démonologie.
6. {Les puritains d'Écosse. {La prison d'Edimbourg.	14. Peveril du Pic.	26. }
7. {La fiancée de Lamermoor. {L'officier de fortune.	15. Quentin Durward. 16. Eaux de St-Ronan. 17. Redgauntlet.	27. } Histoire d'Écosse. 28. }
8. Ivanhoë.	18. Connétable de Chester.	29. } Romans poétiques.
9. Le Monastère.	19. Richard en Palestine. 20. Woodstock.	30. }

LE MÊME OUVRAGE, 30 volumes in-8 carré, avec gravures sur acier. Chaque volume contient au moins un roman complet,................................... 3 fr. 50

ŒUVRES DE J. FENIMORE COOPER

Traduction de M. DEFAUCOMPRET, avec 90 vignettes, d'après les dessins de MM. Alfred et Tony JOHANNOT. 30 volumes in-8.................................. 150 fr.
On vend séparément chaque volume,................................. 5 fr.

TOME.	TOMES.	TOMES.
1. Précaution.	11. Le Bravo.	21. Le Feu-Follet.
2. L'Espion.	12. L'Heidenmauer.	22. A Bord et à Terre.
3. Le Pilote.	13. Le Bourreau de Berne.	23. Lucie Hardinge.
4. Lionel Lincoln.	14. Les Monikins.	24. Wyandotté.
5. Les Mohicans.	15. Le Paquebot.	25. Satanstoë.
6. Les Pionniers.	16. Eve Effingham.	. Le Porte-Chaîne.
7. La Prairie.	17. Le lac Ontario.	27. Ravensnest.
8. Le Corsaire rouge.	18. Mercédès de Castille.	28. Les lions de mer.
9. Les Puritains.	19. Le tueur de daims.	29. Le Cratère.
10. L'Écumeur de mer.	20. Les deux amiraux.	30. Les mœurs du jour.

LE MÊME OUVRAGE, 30 volumes in-8 carré avec gravures sur acier. Chaque volume contient au moins un roman complet,................................... 3 fr. 50

HISTOIRE DES DEUX RESTAURATIONS

Jusqu'à l'avènement de Louis-Philippe (janvier 1813 à octobre 1830), par ACHILLE DE VAULABELLE. Nouvelle édition illustrée de vignettes et portraits sur acier, gravés par les premiers artistes, dessins de PHILIPPOTAUX. 10 vol. in-8......... 60 fr.

ŒUVRES COMPLÈTES D'AUGUSTE THIERRY

5 vol. in-8 cavalier, papier vélin glacé, le volume.... 8 fr.

Histoire de la conquête de l'Angleterre.................. 2 vol.
Lettres sur l'Histoire de France,
Dix ans d'Etudes historiques.. 1 vol.
Récits des temps mérovingiens.................. 1 vol.
Essai sur l'Histoire du Tiers-Etat.................. 1 vol.

GÉOGRAPHIE GÉNÉRALE, PHYSIQUE, POLITIQUE ET ÉCONOMIQUE

Par Louis GRÉGOIRE, docteur ès lettres, professeur d'histoire et de géographie, avec 100 cartes, 500 gravures, 46 types de races avec costumes, en chromo, 20 gravures sur acier, 1 fort volume grand in-8 de 1,200 pages...................... 20 fr.
Relié dem.-chagrin, tranches dorées............................ 28 fr.

DICTIONNAIRE ENCYCLOPÉDIQUE

D'HISTOIRE, DE BIOGRAPHIE, DE MYTHOLOGIE ET DE GÉOGRAPHIE

1° HISTOIRE : l'Histoire des peuples, la Chronologie des dynasties, l'Archéologie, l'Étude des institutions. — 2° BIOGRAPHIE : la Biographie des hommes célèbres, avec notices biographiques. — 3° MYTHOLOGIE : Biographie des dieux et des personnages fabuleux, fêtes et mystères. — 4° GÉOGRAPHIE : la Géographie physique, politique, industrielle et commerciale, la Géographie ancienne et moderne, comparée, par LE MÊME. **Nouvelle édition mise au courant des modifications amenées par les événements politiques.** 1 fort volume gr. in-8 à 2 colonnes de 2,132 pages, la matière d'environ 60 vol. in-8. Broché, 20 fr. — Relié.............. 25 fr.

DICTIONNAIRE ENCYCLOPÉDIQUE DES LETTRES ET DES ARTS

Avec des gravures intercalées dans le texte par LE MÊME. 1 volume grand in-8 illustré, 10 fr. — Relié.. 15 fr.

DICTIONNAIRE ENCYCLOPÉDIQUE DES SCIENCES

Avec des gravures intercalées dans le texte, par M. VICTOR DESPLATS, docteur en médecine, professeur agrégé à la Faculté de médecine de Paris, professeur des sciences physiques et naturelles au lycée Condorcet et au collège Chaptal, 1 volume grand in-8 illustré, 10 fr. — Relié.. 15 fr.

Nouveau dictionnaire de géographie ancienne et moderne, par GRÉGOIRE, 1 volume grand in-32, relié.................... 2 fr. **Dictionnaire classique d'Histoire, de Géographie, de Biographie**	et de Mythologie, rédigé d'après le *Dictionnaire encyclopédique d'Histoire et de Géographie*, par L. GRÉGOIRE, 1 fort volume de 1,260 pages, gr. in-18, relié............................ 8 fr.

ŒUVRES COMPLÈTES DE CHATEAUBRIAND

Nouvelle édition, précédée d'une Étude littéraire sur Chateaubriand, par SAINTE-BEUVE, de l'Académie française, 12 très forts volumes in-8, sur papier cavalier vélin, orné d'un beau portrait de Chateaubriand et de 42 gravures par STAAL, le volume. 6 fr.
Les notes manuscrites de Chateaubriand, recueillies par SAINTE-BEUVE, sur les marges d'un exemplaire de la 1re édition de l'*Essai sur les Révolutions*, donnent à notre édition de cet ouvrage une valeur exceptionnelle.

ON VEND SÉPARÉMENT AVEC TITRE SPÉCIAL :

Le Génie du Christianisme	1 vol.	Voyage en Amérique, en Italie, en Suisse..........	1 vol.
Les Martyrs..................	1 vol.	Le Paradis perdu, littérature anglaise....................	1 vol.
L'Itinéraire de Paris à Jérusalem..................	1 vol.	Histoire de France............	1 vol.
Atala. René. Le dernier Abencérage. Les Natchez Poésies..................	1 vol.	Etudes historiques...........	1 vol.

Chaque vol. avec 3, 4 ou 5 grav. 6 fr. — Relié demi-chagrin, tranches dorées. 9 fr.

LES MÉMOIRES D'OUTRE-TOMBE

6 volumes in-8 cavalier, gravures sur acier, le volume 6 fr. — Relié......... 9 fr.

ŒUVRES COMPLÈTES DE SHAKSPEARE

Traduction de M. GUIZOT, nouvelle édition complète, revue, avec une étude sur Shakspeare, des notices sur chaque pièce et des notes.
9 vol. in-8 cavalier, sans gravures, le vol. 5 fr. — Avec gravures, le vol...... 6 fr.

COLLECTION DES COMPACTES

GRAND IN-8 JÉSUS A 2 COLONNES

Gravures sur acier à 12 fr. 50 le volume *Reliés demi-chagrin, tranches dorées*, 18 fr.

ŒUVRES COMPLÈTES DE MOLIÈRE. Gravures sur acier, dessins de G. STAAL, notes philologiques et littéraires, par LEMAISTRE. 1 vol.

ŒUVRES DE P. ET TH. CORNEILLE. Vie de P. Corneille, par FONTENELLE. Grav. sur acier, 1 vol. 12 grav.

ŒUVRES DE J. RACINE. Avec Essai sur la vie et les ouvrages de J. Racine, par Louis RACINE; 13 vignettes d'après STAAL, 1 vol.

ŒUVRES COMPLÈTES DE BOILEAU. Notice par M. SAINTE-BEUVE. Notes de tous les commentateurs; grav. sur acier, 1 vol.

ŒUVRES COMPLÈTES DE BEAUMARCHAIS. Notice par M. LOUIS MOLAND, enrichie à l'aide des travaux les plus récents, grav., dessins de STAAL. 1 vol.

ŒUVRES COMPLÈTES DE CASIMIR DELAVIGNE. — Théâtres. — Messéniennes. — Œuvres posthumes, illustrées. 1 vol.

MORALISTES FRANÇAIS. — PASCAL, LAROCHEFOUCAULD, LA BRUYÈRE, VAUVENARGUES, avec portraits. 1 vol.

PLUTARQUE. VIE DES HOMMES ILLUSTRES, traduit par RICARD. 14 grav. 1 vol.

ŒUVRES COMPLÈTES D'ALFRED DE MUSSET. 28 gravures dessins de M. BIDA, notice biographique par son frère. 10 vol. in-8 cavalier . . . . 80 fr. Edition en 1 vol. gr. in-8, ornée de 29 gravures . . . . 20 fr.

LE PLUTARQUE FRANÇAIS. Vie des hommes et des femmes illustres de la France. Édition revue sous la direction de M. T. HADOT. 180 biographies, autant de portraits sur acier, dessins de INGRES, MEISSONIER, etc., 6 vol. gr. in-8 . . . . 96 fr.

ŒUVRES CHOISIES DE GAVARNI. — La Vie de jeune homme. — Les débardeurs, notices par BALZAC, TH. GAUTHIER. 1 vol. gr. in-8, 80 gravures . . . . 5 fr.

TABLEAU DE PARIS, par TIXIER. Illustré, 1,500 gravures, dessins de BLANCHARD, CHAM, GAVARNI, etc. 2 vol. in-folio . . . . 20 fr. Relié en toile, tr. dor., fers spéciaux, 2 vol., 30 fr.; rel. en 1 vol. . . . . 25 fr.

ŒUVRES DE GRANVILLE

9 vol. gr. in-8 jés., brochés, 90 fr. — Reliure demi-chag., tranches dorées, 6 fr. par vol.

FABLES DE LA FONTAINE. Illustrées de 240 gravures. Un sujet pour chaque fable, 1 vol. gr. in-8 . . . . 15 fr.

LES FLEURS ANIMÉES. Texte par Alphonse KARR, TAXILE DELORD et le comte FŒLIX. Planches très soigneusement retouchées pour la gravure et le coloris, 2 volumes gr. in-8, 50 gravures coloriées . . . . 25 fr.

LES PETITES MISÈRES DE LA VIE HUMAINE. Illustrées, texte par OLD-NICK, portrait de GRANDVILLE. 1 fort vol. gr. in-8 jésus . . . . 15 fr.

LES MÉTAMORPHOSES DU JOUR. 70 gravures coloriées. Texte par MM. ALBÉRIC SECOND, TAXILE DELORD, LOUIS HUART, MONSELET. Notice sur Grandville, par Charles BLANC. 1 magnifique gr. in-8 . . . . 18 fr.

CENT PROVERBES. Illustrés. gravures coloriées, texte par TROIS TÊTES DANS UN BONNET. Edition, revue et augmentée pour le texte, par QUITARD. 1 volume grand in-8 . . . . 15 fr.

MOLIÈRE

FÊTES ET NAISSANCES

1 vol. in-32 élégamment relié, tranches dorées . . . . 5 fr.

HISTOIRE DE FRANCE. Depuis les temps les plus reculés jusqu'à la révolution de 1789, par ANQUETIL, suivie de l'*Histoire de la Révolution*, du *Directoire*, du *Consulat*, de l'*Empire* et de la *Révolution*, par GALLOIS, vignettes sur acier. 10 volumes in-8 cavalier à . . . . 5 fr.

HISTOIRE DE FRANCE (1830 à 1875). ÉPOQUE CONTEMPORAINE. Par GRÉGOIRE, professeur d'histoire. 4 volumes in-8 cavalier, gravures sur acier, le vol. . . . . 5 fr.

HISTOIRE DE LA GUERRE Franco-Allemande (1870-1871). Par M. AMÉDÉE LE FAURE, illustrée, portraits hist., combats, batailles. Cartes avec les positions stratégiques, 2 magnifiques volumes gr. in-8. 15 fr. Relié, doré, 2 volumes en un . . . . 20 fr.

Atlas de la guerre (1870-1871). Cartes des batailles et sièges, par LE MÊME, 1 vol. in-4°, 50 cartes . . . . 6 fr.

HISTOIRE DE LA GUERRE D'ORIENT, par M. A. LE FAURE, cartes, plans, d'après l'état-major russe et autrichien, portraits, grav., etc. 2 vol. in-8 colombier......... 15 fr.
— Relié, doré, 2 vol. en un..... 20 fr.
LE VOYAGE EN TUNISIE, de M. A. LE FAURE, préface de JÉZIERSKI, carte. 1 vol. gr. in-8, 70 pages. 1 fr.
HISTOIRE DE LA RÉVOLUTION FRANÇAISE, par LOUIS BLANC, 12 vol. in-8............... 60 fr.
ENCYCLOPEDIE THÉORIQUE-PRATIQUE DES CONNAIS-SANCES UTILES. Composée de traités sur les connaissances les plus indispensables avec 1,500 gravures dans le texte. 2 vol. gr. in-8........ 15 fr.
UN MILLION DE FAITS. Aide-mémoire universel des sciences, des arts et des lettres, par J. AICARD, L. LALANNE, LUD. LALANNE, etc. 1 fort vol. in-8, 1,720 col., avec grav.. 6 fr.
BIOGRAPHIE PORTATIVE UNIVERSELLE. 29,000 noms, suivie d'une table chronologique et alphabé-tique, par LALANNE, A. DELLOYE, etc. 1 vol. de 2,000 col............ 6 fr.
MYTHOLOGIE DE LA GRÈCE ANTIQUE, par Paul DECHARME, professeur de littérature grecque à la Faculté des lettres de Nancy, ancien membre de l'École française d'Athènes, 180 gravures et 4 chromolithographies, d'après l'antique. 1 vol. grand in-8 raisin........... .... 12 fr.
GÉOGRAPHIE UNIVERSELLE, par MALTE-BRUN. 6e édit. 6 vol. grand in-8, orné de grav. et cartes... 20 fr.
ATLAS DE LA GÉOGRAPHIE UNIVERSELLE. Ou description de toutes les parties du monde sur un plan nouveau, par MALTE-BRUN. 1 vol. gr. in-folio, de 72 cartes, dont 14 doubles, coloriées, 1 vol. in-folio. 20 fr.
LORD MACAULAY. Histoire d'Angleterre sous le règne de Jacques II. Traduit de l'anglais par le comte DE PEYRONNET, 3 vol. in-8........ 15 fr.
— Histoire du règne de Guillaume III. Pour faire suite à l'*Histoire du règne de Jacques II*, traduit par PICHOT. 4 volumes in-8........ 20 fr.

OUVRAGES RELIGIEUX

ŒUVRES COMPLÈTES DE BOSSUET

Classées pour la première fois selon l'ordre logique et analogique, publiées par l'abbé MIGNE, éditeur de la *Bibliothèque du clergé*. 11 volumes grand in-8................... 60 fr.
Discours sur l'Histoire universelle. Édition revue d'après les meilleurs textes, illustrée. Gravures en taille-douce. 1 vol. gr. in-8... 12 fr.
Oraisons funèbres et panégyriques. Édition illustrée. 12 gravures sur acier, d'après REMBRANDT, MIGNARD, RIBÉRA, POUSSIN, CARRACHE, etc. 1 vol. grand in-8........................ 12 fr.
Méditations sur l'Évangile. Revues sur les éditions les plus correctes, 12 gravures de RAPHAEL, RUBENS, POUSSIN, REMBRANDT, 1 volume grand in-8.......................... 12 fr.
Élévations à Dieu sur tous les mystères de la religion chrétienne. 1 vol. grand in-8, 10 magnifiques gravures de LE GUIDE, POUSSIN, VANDERWERF, MARATTE, etc... 12 fr.
Œuvres oratoires complètes. oraisons funèbres; (panégyriques, sermons. Édition suivant le texte de l'édition de Versailles, amélioré à l'aide des travaux les plus récents. 4 volumes in-8, 20 fr. — Bien relié..... 28 fr.

Les Vies des Saints. POUR TOUS LES JOURS DE L'ANNÉE, nouvellement écrites par une réunion d'ecclésiastiques et d'écrivains catholiques, classées pour chaque jour de l'année par ordre de dates, d'après les Martyrologes et Godescard; illustrées 1,800 gravures. 4 beaux vol. grand in-8..................... 25 fr.
Reliure chagrin, tranches dorées, 4 t. en 2 volumes.................. 37 fr.
LES VIES DES SAINTS ont obtenu l'approbation des archevêques et des évêques.
Les Saints Évangiles. Traduction de LEMAISTRE DE SACY, selon saint Marc, saint Mathieu, saint Luc et saint Jean, encadrements en couleur, gravures sur acier, frontispice or. 1 volume grand in-8..., ... 12 fr.
Manuel ecclésiastique. Ou répertoire offrant alphabétiquement 540 p. blanches, autant de titres avec divisions et sous-divisions sur le dogme, etc. Ouvrage à l'aide duquel il est impossible de perdre une seule pensée, soit qu'elle survienne à l'église, etc. 1 volume in-4° relié............. 6 fr.
L'Imitation de Jésus-Christ. Traduction, avec des réflexions à la fin de chaque chapitre, par M. l'abbé F. DE LAMENNAIS. Nouv. édit., avec encadrements couleur, 10 gravures sur acier,

avec frontispice or, 1 volume grand in-8 jésus.................... 15 fr.

Les Femmes de la Bible. Principaux fragments d'une histoire du peuple de Dieu, par Mgr DARBOY, archevêque de Paris, avec une collection de portraits des Femmes célèbres de l'Ancien et du Nouveau Testament, dessin de G. STAAL. 2 vol. grand in-8. Chaque volume, forman: un tout complet, se vend séparément.................... 20 fr.

Les Saintes Femmes. Texte par le MÊME. Collection de portraits, gravés sur acier, des femmes remarquables de l'histoire de l'Eglise. 1 volume grand in-8 jésus..................... 20 fr.

LA SAINTE BIBLE. Traduite en français, par LEMAISTRE DE SACY, accompagnée du texte latin de la Vulgate, 80 gravures sur acier de RAPHAEL, LE TITIEN, LE GUIDE, PAUL VÉRONÈSE, SALVATOR ROSA, POUSSIN,

etc., 6 volumes grand in-8, carte de la Terre-Sainte et du plan de Jérusalem.................... 100 fr.

La Sainte Bible. Traduite en français par LEMAISTRE DE SACY, avec magnifiques gravures d'après RAPHAEL, LE TITIEN, LE GUIDE, PAUL VÉRONÈSE, POUSSIN. 1 fort volume, grand in-8, carte de la Terre-Sainte et plan de Jérusalem.................... 25 fr.
Relié, tranche dorée.................... 32 fr.

Biblia sacra. (Approuvée), *Vulgatæ editionis* SIXTI V, PONTIFICIS MAXIMI *jussu recognita et* CLEMENTIS VIII *auctoritate edita*. — 1 beau volume in-18, caractères très lisibles.................... 6 fr.

La Bible des enfants. Par l'abbé A. SACHET. — Ouvrage illustré de nombreuses gravures. 1 volume in-18 jésus.
Cartonné.................... 1 fr.
Relié toile.................... 1 fr. 50
Reliure, tranche dorée, par vol. 6 fr.

LECTURES SPIRITUELLES

Approuvées par plusieurs archevêques et évêques et disposées par
P. GŒDERT E. M.

BOURDALOUE.—Temps de l'Avent. 1 vol.
SAINT AUGUSTIN. — Noël et l'Épiphanie. 1 vol.
BOSSUET. — Préparation au Carême. 1 vol.
MASSILLON. — Carême. 1 vol.

P. VENTURA. — Passion de N. S. Jésus-Christ. 1 vol.
LOUIS DE GRENADE. — Fêtes de la T. S. Vierge. 1 vol.
SAINT-THOMAS D'AQUIN. Sacrement de l'autel. 1 vol.

Chaque vol. in-18 br. 2 fr. 50 ; rel. souple 4 fr.

NOUVEAU MANUEL DE DROIT ECCLÉSIASTIQUE

Par ÉMILE OLLIVIER. 1 volume in-18 de 700 pages, 7 fr. 50.

COLLECTIONS D'OUVRAGES ILLUSTRÉS POUR LES ENFANTS

36 jolis volumes grand in-18 à 2 fr. 50 ; reliés dorés, 3 fr. 50.

ANDERSEN. La Vierge des Glaciers, etc. 1 vol.
— Histoire de Valdemar Daae, — Petite-Poucette, etc. 4 vol.
— La camarade de voyage. — Sous le saule, Les Aventures, etc. 1 vol.
— Le Coffre volant, les Galoches du bonheur, etc. 1 vol.
— L'Homme de neige, le Jardin du Paradis, les deux Coqs. 1 vol.
BAYARD (Histoire du bon chevalier sans peur et sans reproches), par LE LOYAL SERVITEUR. 2 vol.
BELLOC (LOUISE SW.), 7 vol.
— La Tirelire aux histoires. 2 vol.
— Histoires et contes. 1 vol.
— Contes familiers. 1 vol.
— Grave et gai. Rose et Gris. 1 vol.
— Lectures enfantines. 1 vol.
— Contes pour le premier âge. 1 vol.
BERNARDIN DE SAINT-PIERRE, Paul et Virginie. Chaumière Indienne. 1 vol.
BERQUIN, Ami des enfants. 1 vol.
— Sandford et Merton. 1 vol.
— Le petit Grandisson. 1 vol.
— Théâtre choisi. 1 vol.
BOCHET. Le premier livre des enfants. Alphabet illustré. 1 vol.
BOISGONTIER. Choix de nouvelles, DE GENLIS, BERQUIN. 1 vol.
BOUILLY (Œuvres de J.-N.). 7 vol.
— Contes à ma fille. 1 vol.
— Conseils à ma fille. 1 vol.
— Les Encouragements de la jeunesse. 1 vol.
— Contes populaires. 1 vol.
— Contes aux enfants de France. 1 vol.
— Causeries et nouvelles Causeries. 1 vol.
— Contes à mes petites amies. 1 vol.
BUFFON (Le petit) illustré. Histoire et description des animaux. 1 fort vol.

CAMPE. Histoire de la découverte de l'Amérique. 1 vol.

COZZENS (S. W.). Voyage dans l'Arizona, traduction. 1 vol.

— Voyage au Nouveau Mexique. Traduction de W. BATTIER. 1 vol.

DEMESSE (Henri). Zizi, histoire d'un moineau de Paris. 1 vol.

DESBORDES-VALMORE. Contes et scènes, vie de famille. 2 vol.

— Les poésies de l'enfance. 1 vol.

DU GUESCLIN (La Vie de). D'après la chanson et la chronique. Texte rajeuni par MOLAND. 2 vol.

FÉNELON. Aventures de Télémaque. 1 vol.

FLORIAN. Fables. 1 vol.

— Don Quichotte de la jeunesse. 1 vol.

FOE (de). Aventures de Robinson Crusoé. 1 vol.

FOURNIER. Animaux historiques. 1 vol.

GENLIS. Veillées du Château. 2 vol.

GRIMM. Contes. 1 vol. illustré.

HÉRICAULT et L. MOLAND. La France guerrière. 4 vol.

— Vercingétorix à Duguesclin. 1 vol.

— Jeanne d'Arc à Henri IV. 1 vol.

— Louis XIV à la République. 1 vol.

— Rivoli à Solférino. 1 vol.

HÉRODOTE. Récits historiques, extraits par M. L. HUMBERT. 1 vol.

HERVEY. Petites histoires. 1 vol.

JACQUET (l'abbé). L'Année chrétienne, la vie d'un saint pour chaque jour, approuvée de NN. SS. les archevêques et évêques. 2 vol.

LA FONTAINE. Fables. 1 vol.

LAMBERT. Lectures de l'enfance. 1 vol.

LE PRINCE DE BEAUMONT. Le Magasin des enfants. 2 vol.

LOIZEAU DU BIZOT. Cent petits contes pour les enfants. 1 vol.

MAISTRE (de). Œuvres complètes. Voyage autour de ma chambre. Cité d'Aoste. La Jeune Sibérienne, etc. 1 vol.

MANZONI. Les Fiancés. Histoire milanaise. 2 vol.

MONTIGNY (Mlle de). Mille et une Nuits des Familles (Les). 2 vol.

— Les Mille et une Nuits de la jeunesse. 1 vol.

NODIER. Neuvaine de la Chandeleur, génie Bonhomme. 1 vol.

PELLICO (Silvio). Mes prisons, suivi des *Devoirs des hommes*. 1 vol.

PERRAULT, Mme D'AULNOY. Contes des fées. 1 vol.

PLUTARQUE. Vie des Grecs célèbres, par M. L. HUMBERT. 1 vol.

SACHOT. Inventeurs et Inventions. 1 Vol.

SCHMID. Contes. 4 vol. se vendant séparément.

SÉVIGNÉ. Lettres choisies. 1 vol.

SWIFT. Voyages de Gulliver. 1 vol.

THÉATRE DE L'ENFANCE ET DE LA JEUNESSE. 1 vol.

CONTES ET HISTORIETTES, par un PAPA. 1 vol. illustré, gros caractères.

VAULABELLE. Ligny, Waterloo. 1 v.

WISEMAN. Fabiola. Trad. 1 vol.

WYSS. Robinson Suisse. 2 vol.

COLLECTION DE

43 BEAUX VOLUMES ILLUSTRÉS

GRAND IN-8 RAISIN, 7 FR. 50

Demi-reliure en maroquin, plats toile, doré sur tranche, le volume, 11 fr.
Toile dorée, fers spéciaux, 10 fr.

Cette charmante collection se distingue non seulement par l'excellent choix des auteurs et l'élégance du style, mais encore par un grand nombre de gravures dans le texte et hors texte, exécutées par les premiers artistes. Jamais livres édités à ce prix n'ont offert autant de belles illustrations.

ANDERSEN. Contes Danois. Traduit du danois par MM. L. MOLAND et E. GRÉGOIRE. 1 vol.

— Nouveaux Contes Danois, traduits par les mêmes. 1 vol.

— Les Souliers rouges et autres contes, traduits par les mêmes. 1 vol.

BAYARD. La très joyeuse plaisante et récréative histoire du Gentil (seigneur de), composée par LE LOYAL SERVITEUR. Introduction par L. MOLAND. 1 vol.

BELLOC. Le fond du sac de la grand'mère, contes et histoires. 1 vol.

— La tirelire aux histoires. Lectures choisies. 1 vol.

J. R. BELLOT. Journal d'un voyage aux mers polaires à la recherche de SIR JOHN FRANKLIN. 1 vol.

BERNARDIN DE SAINT-PIERRE. Paul et Virginie suivi de la Chaumière indienne. 1 vol.

BERQUIN. L'ami des enfants. 1 vol.

BERQUIN. Sandford et Merton. — Le Petit Grandisson. — Le Retour de Croisière. — Les Sœurs de lait. — L'honnête Fermier. 1 vol.

BERTHOUD (Œuvres de S. Henry).

— La Cassette des sept amis. 1 vol,
— Les Hôtes du logis. 1 vol,
— Soirées du docteur Sam. 1 vol,
— Le Monde des Insectes. 1 vol.
— L'homme depuis cinq mille ans. 1 vol.
— Contes du docteur Sam. 1 vol.
BUFFON des familles. Histoire et description des animaux, extrait des *OEuvres de Buffon* et de *Lacépède*. 1 vol,
COZZENS (S.-W.). La contrée merveilleuse, voyage dans l'Arizona et le Nouveau Mexique, trad. de W. BATTIER. 1 vol.
DU GUESCLIN (Histoire). Introduction par L. MOLAND. 1 vol.
FABRE. Histoire de la Bûche. Récits sur la vie des plantes. 1 vol.
FÉNELON. Aventures de Télémaque. 1 vol.
FLORIAN. Don Quichotte de la jeunesse. 1 vol.
— Fables. 1 vol.
FOÉ. Aventures de Robinson Crusoé. 1 vol.
GALLAND. Les Mille et une Nuits des Familles. Contes arabes. 1 vol.
GENLIS. Les veillées du château. 1 vol.
JACQUET (l'abbé). Vie des Saints les plus populaires et les plus intéressants, avec l'approbation de plusieurs archevêques et évêques. 1 vol.
LE PRINCE DE BEAUMONT. Le Magasin des enfants. 1 vol,
LEVAILLANT. Voyages dans l'intérieur de l'Afrique. 1 vol.
LONLAY (DICK DE). Au Tonkin, récits anecdotiques. 1 vol.
MAISTRE (DE). OEuvres complètes du comte Xavier. — Voyage autour de ma chambre, le Lépreux de la cité d'Aoste, les Prisonniers du Caucase, la Jeune Sibérienne, préface par SAINTE-BEUVE. 1 vol.
NODIER. Le Génie Bonhomme. — Séraphine. — François-les-Bas-Bleus. — La Neuvaine de la Chandeleur. — Trilby. — Trésor des Fèves. 1 vol,
PELLICO. Mes prisons, suivi des *Devoirs des hommes*. 1 vol.
PERRAULT, D'AULNOY, LE PRINCE DE BEAUMONT et HAMILTON. Contes des fées. 1 vol.
SCHMID. Contes. Traductions de l'abbé MACKER, la seule approuvée par l'auteur, 2 beaux vol. Chaque volume complet se vend séparément.
SWIFT. Voyages de Gulliver. 1 vol.
WISEMAN. Fabiola ou l'Eglise des Catacombes. 4 vol.
WYSS. Robinson Suisse, avec la suite. Notice de NODIER. 1 vol.

ALBUMS POUR LES ENFANTS

In-4° imp. en *chromo*, cartonné, dos toile, couv. chromo.................... 6 fr.
Relié toile, tranche dorée, plaque spéciale........................ 8 fr.

Jeanne d'Arc, texte par M. MOLLAND, dessin chromo, de LIX.
Je serai soldat, alphabet militaire. Nombreuses gravures en chromo, représentant tous les costumes de l'armée.
Don Quichotte. Gravure chromo, vignettes. 1 vol.
Voyages de Gulliver à Lilliput et à Brobdingnac. Ouvrage illustré de chromotypographie.
Les Héros du siècle. — Récits militaires anecdotiques, par DICK DE LONLAY, dessins de BOMBLED. 1 vol.
Nouveau voyage en France, par un PAPA, gravures couleurs. 1 vol.
Je saurai lire, illustré par LIX, gravure chromo. 1 vol,
Je sais lire. — Contes et historiettes, gravures chromo, par LIX. 1 vol.
Petit voyage en France. — Gravures chromo. 1 vol.
Contes de Mme d'Aulnoy. Chromo 1 vol.
Choix de fables de La Fontaine. — Illustrations, gravures chromo, par DAVID. 1 vol.
Contes de Perrault. — Gravures chromolithographie de LIX, Illustrations par STAAL. 1 vol.
Animaux sauvages et domestiques. — 1 vol.
Robinson Crusoé. — Gravures chromolithographie. 1 vol.
Les dernières merveilles de la science. — Gravures chromo. 1 vol.
La légende du Juif-Errant. — Dessins de GUSTAVE DORÉ, gravures sur bois. 1 vol.

CHANSONS ET RONDES ENFANTINES

Album illustré, format in-8 colombier, notices et accompagnement de piano par J.-B. WECKERLIN. Chromotypographies, par Henri PILLE. Dessins de J. Blass Trimole, gravés par Lefman, élégamment relié étoffe, tr. dorée........ 10 fr.

Chansons et rondes enfantines des provinces de la France, par | J.-B. WECKERLIN. Album illustré, format in-8° colombier, avec notices et

accompagnement de piano. Chromotypographies par LIX, relié étoffe
riche........................ 10 fr.
**Nouvelles chansons et rondes
enfantines**, musique de WECKERLIN,
dessins de SANDOZ, POIRSON, etc. Album
in-8° colombier, illustrations. Elégamment relié étoffe, tr. dorées.. 10 fr.
ŒUVRES DE TOPFER. — **Premiers
voyages en zigzag**, ou excursions
d'un pensionnat en vacances dans les
cantons suisses, etc., 35 grands dessins

par CALAME. 1 vol. grand in-8°, 12 fr.
Relié....................... 18 fr.
— **Nouveaux voyages en zigzag**,
la Grande-Chartreuse, au Mont-Blanc,
etc. 43 grav. tirées à part et 320 sujets
dans le texte, par MM. CALAME, GI-
RARDET, DAUBIGNY. 1 vol. in-8°, 12 fr.
— Relié...................... 18 fr.
— **Les nouvelles genevoises**, 40
gravures hors texte, gravées par BEST,
LELOIR, HOTELIN, 1 vol. in-8°. 10 fr.
Relié........................ 16 fr.

---

6 volumes grand in-18 illustrés, le vol. broché.   **3 fr.**

Premiers voyages en zigzag. 2 vol.
Nouveaux voyages en zigzag.
2 vol.

Les Nouvelles Genevoises. 1 vol.
Rosa et Gertrude. 1 vol.

— **Album Topfer**, formant chacun
un grand volume in-8° jésus oblong
à........................... 5 fr.
Relié toile, plaque spéciale, doré sur
tranche, le volume......... 7 fr. 50
Monsieur Jabot............. 1 vol.

Monsieur Vieux-Bois..... 1 vol.
Monsieur Crépin.......... 1 vol.
Monsieur Pencil.......... 1 vol.
Le docteur Festus......... 1 vol.
Albert.................... 1 vol.
Histoire de M. Chriptogame. 1 vol.

ALBUMS DES PETITS ENFANTS

Richement illustrés et imprimés en couleur. Grand in-8 cart. 2 fr. 50; relié
doré, 3 fr. 50.

Jeux de l'enfance, par un PAPA,
dessins de LE NATUR. 1 vol.
Alphabet des animaux. Dessins de
TRAVIÈS et GOBIN. 1 vol.
Alphabet des oiseaux. Dessins de
TRAVIÈS et GOBIN. 1 vol.

**Voyage du mandarin Ka-Li-Ko
et de son secrétaire Pa-Tchou-
Li**, par Eugène LE MOUEL. 1 album
in-4° oblong, 32 gravures chromo,
relié plaque spéciale.

COLLECTION ENFANTINE

Albums in-4° imprimés en plusieurs couleurs, chaque album........... 0 fr. 50

1er Livre des petits enfants.
2e Livre des petits enfants.
3e Livre des petits enfants.
L'ange gardien.
Le bon frère.
Le chat de la grand'mère.

Jacques le petit savoyard.
Le chapeau noir.
Le pôle Nord.
Les aventures d'Hilaire.
Murillo et Cerventès.
Le dernier conte de Perrault.

BIBLIOTHÈQUE PATRIOTIQUE ET INSTRUCTIVE

27 volumes in-8 carré, broché, 3 fr. 50. — Relié toile, tranche dorée, 5 fr.

Français et Allemands. — Histoire
anecdotique de la guerre de 1870-71,
par DICK DE LONLAY.
1er VOLUME. — Niederbronn, Wissem-
bourg, Frœschwiller, Châlons, Reims,
Buzancy, Bazeilles, Sedan. 79 dessins
de l'auteur. 1 vol.
2e VOLUME. — Sarrebruck, Spickeren,
La Retraite sur Metz, Pont-à-Mousson,
Borny. Dessins de l'auteur, cartes et
plans de batailles. 1 vol.
3e VOLUME. — Gravelotte, Rezonville,
Vionville, Mars-la-Tour, Saint-Marcel,
Flavigny. Dessins de l'auteur, cartes
et plans de batailles, 1 vol.

4e VOLUME. — Les lignes d'Amanvillers,
Saint-Privat, Sainte-Marie-aux-Chênes,
les Fermes de Moscou et de Leipzick,
Saint-Hubert, le Point-du-Jour. Dessins
de l'auteur, cartes et plans de batailles.
1 volume.
5e VOLUME. — L'investissement de Metz,
la Journée des Dupes, Servigny,
Noisseville, Flanville, Nouilly, Coincy.
Dessins de l'auteur, cartes et plans
de batailles. 1 vol.
6e VOLUME. — Le blocus de Metz, Peltre,
Mercy-le-Haut, Ladonchamps, la Capi-
tulation. Dessins de l'auteur, cartes et
plans de batailles. 1 vol.

PAUL BONHOMME
LE GRAND FRÈRE

1 beau vol. grand in-8° jésus de 540 pages, orné de 75 gravures........... 12 fr.

L'armée de la Loire, récits anecdotiques de la guerre de 1870-71, par GRENET.
1er VOLUME. — Toury, Orléans, Coulmiers, Beaune-la-Rolande, Villepion, Loigny. 1 vol.
2e VOLUME. — Beaugency, Vendôme, Le Mans, Sillé-le-Guillaume, Alençon.
L'armée de l'Est, récits anecdotiques de la guerre de 1870-71, par GRENET.
1er VOLUME. — La Bourgogne, Dijon, Nuits.
2e VOLUME. — Villersexel, Héricourt, La Cluze.
PLUTARQUE. — Les Romains illustres, par Louis HUMBERT, professeur au lycée Condorcet. 1 vol.
Journal d'un aumônier militaire pendant la guerre franco-allemande, par M. l'abbé DE MESSAS. 1 volume.
L'Allemagne en 1813, par GALLI, gravures d'après les dessins de DICK DE LONLAY. 1 vol.
Galeries des enfants célèbres, par Louis TULOU. — Du Guesclin, Jeanne d'Arc, Turenne, Duguay-Trouin, Watteau, Mozart, Béranger, Lamartine, etc., illustré de 16 dessins hors texte, par DAVID. 1 volume.
Nouvelles galeries des enfants célèbres. — V. Hugo, Vaucanson, Michel-Ange, Bayard, Newton, Mme Desbordes-Valmore, Rossini, etc. 1 vol. in-8e carré, par F. TULOU, illustré par Jules DAVID.
Les généraux de vingt ans, Hoche, Marceau, Joubert, Desaix; par François TULOU, 1 volume illustré de 20 gravures, dessins de DICK DE LONLAY.
Les marins français depuis les Gaulois jusqu'à nos jours, par DICK DE LONLAY. Combats, batailles. Biographie, souvenirs anecdotiques. 1 vol. illustré, 110 dessins par l'auteur.
Originaux et beaux esprits, par SAINTE-BEUVE. — Aggrippa d'Aubigné, Voiture, Chapelle, Santeuil, de Chaulieu, Nodier. 1 vol.
Lettres de Madame de Sévigné. — Notice par SAINTE-BEUVE, accompagnées de notes, illustrées de vignettes et portraits. 1 vol.
Derniers récits, par Mme BELLOC. — Mathurin, Une Nuit terrible, Orléans en 1829, Malemort, Le Père Kelern, la Grève, Rosette et Joson. 1 vol.
Bêtes et plantes, par SANTINI, officier d'Académie. 1 vol.
La case de l'oncle Tom, par Mistress BERTHER STOVE, traduit par MICHELS, illustré par DAVID. 1 vol.
A travers la Bulgarie. — Souvenirs de guerre et de voyage, par DICK DE LONLAY. Illustré de 20 dessins par l'auteur. 1 vol.
Les leçons d'une jeune mère. — Contes et récits, par Mme BELLOC. 1 volume.
La Russie inconnue. — Trois parties : 1re, En pleine forêt ; 2e et 3e, La chasse et la pêche.
L'armée russe en campagne. — Schipka, Lovtcha, Plevna, par DICK DE LONLAY. 1 vol. illustré de 28 dessins par l'auteur.
Les Français du XVIIIe siècle, par GIDEL. 1 vol. illustré.
Les Français en Allemagne. — Campagne de 1806, par GALLI. 1 vol. illustré de nombreux dessins par DICK DE LONLAY.
En Asie centrale à la vapeur. — De Paris à Samarkand en 43 jours, Impressions de voyages par Napoléon NEY, préface par Pierre VÉRON, illustré de dessins de DICK DE LONLAY. 1 vol.

MÉMOIRES HISTORIQUES ET MILITAIRES

sur la Révolution, le Consulat et l'Empire

Format grand in-18, le volume broché, 3 fr. 50; relié, 5 fr. 50.

Mémoires du duc de Rovigo. — Edition nouvelle. 5 vol.
Quinze ans de haute police sous le Consulat et l'Empire, par P.-M. DESMAREST, chef de division au Ministère de la police. 1 vol.
Mémoires de Bourrienne sur Napoléon. — Le Directoire, le Consulat, l'Empire et la Restauration. 5 vol.
Bonaparte en Egypte (1798-1799), par Désiré LACROIX. 1 vol.
Roi de Rome et duc de Reichstadt (1811-1832), par le même. 1 vol.
Napoléon en exil, par le Dr BARRY et O'MEURA. 2 vol.
Le Mémorial de Sainte-Hélène, par LAS CASES. 4 vol.
Derniers moments de Napoléon, par le Dr ANTOMMARCHI. 2 vol. in-18 avec gravures.
Les maréchaux de Napoléon, par Désiré LACROIX. 54 portraits. 1 vol.
Mémoires de Mlle Avrillion, première femme de chambre de l'Impératrice. 2 vol.
Mémoires du général Rapp. — Edition illustrée, 1 vol.
Lettres de Napoléon à Joséphine. — Edition illustrée. 1 vol.
Mémoires militaires du baron Sérurier. 1 volume.
Mémoires de Constant, premier valet de chambre de l'Empereur. 4 vol.

Mémoires de Mme la duchesse d'Abrantès. 10 volumes.
Histoire des salons de Paris, par Mme la duchesse D'ABRANTÈS. 4 vol.
Marquis de la Jonquière, gou-

verneur général de la Nouvelle-France et le Canada de 1848 à 1852, par le marquis DE LA JONQUIÈRE, 1 v. in-18 broché. **2 fr. 50**

BIBLIOTHÈQUE CHOISIE

Collection des meilleurs auteurs français et étrangers, anciens et modernes, grand in-18 (dit anglais). Cette collection est divisée par séries. La première contient des volumes à 3 fr. 50. La deuxième à 3 fr. le volume.

PREMIÈRE SÉRIE, *volumes grand in-18 jésus à 3 fr. 50*

BELLOT. **Voyage aux mers polaires**, portrait et carte. 1 vol.
BÉRANGER (Œuvres complètes), avec gravures. 4 vol.
— **Chansons anciennes.** 2 vol.
— **Œuvres posthumes. Dernières chansons** (1833 à 1851). 1 vol.
— **Ma biographie. Ouvrages posthumes de Béranger.** 1 vol.
BOURGEOIS (E.). **La Danse.** 1 vol. orné de gravures.
BOURGOIN. **Les maîtres de la critique.** 1 vol.
CHARPENTIER. **La littérature française au dix-neuvième siècle.** 1 volume.
DARBOY (Mgr). **Les femmes de la Bible.** 1 fort volume. Gravures.
DUPONT (Pierre). **Chansons et Poésies** 4° édition. 1 vol.
FAVRE, **Conférences littér.** 1 vol.
FLOURENS (Œuvres de). 10 vol.
— **De l'unité de composition du Débat entre Cuvier et Saint-Hilaire.** 1 vol.
— **Examens du livre de M. Darwin sur l'origine des espèces.** 1 vol.
— **Ontologie naturelle,** 3° édit. 1 v.
— **Psychologie comparée.** 1 vol.
— **De la phrénologie.** 1 vol.
— **De la longévité humaine.** 1 v.
— **De l'instinct des animaux.** 1 vol.
— **Histoire des travaux et des idées de Buffon.** 1 vol.
— **Des manuscrits de Buffon.** 1 v.
FRANÇOIS DE SALES (Saint). **Nouveaux choix de lettres.** 1 vol.
GERUZEZ. **Essai de littérature française.** 2 vol.
JAMES. **Toilette d'une Romaine.** 1 volume.
JOUVENCEL. **Les Déluges.** 1 vol.
LAMARTINE. **Histoire de la Révolution de 1848.** 4° édition. 2 vol.
LAMENNAIS. **L'Imitation de J.-C.,** gravures sur acier. 1 vol.

MAROT (Œuvres choisies de). Étude sur la vie de ce poète, note par VOIZARD, docteur ès-lettres. 1 vol.
MARTIN. **Éducation des mères de famille.** Ouvrage couronné par l'Académie française. 1 vol.
MENNECHET (Œuvres). 8 vol.
— **Matinées littéraires. Cours de littérature moderne.** 4 vol.
— **Histoire de France** depuis la fondation de la Monarchie. 2 vol. Ouvrage couronné par l'Académie française.
NECKER DE SAUSSURE. **Éducation progressive.** 2 vol.
OLLIVIER (Émile), de l'Académie française
— **L'Empire libéral.** 7 vol. in-18.
— **Michel-Ange.** 1 vol **3 50**
— **1789-1889.** 1 vol **3 50**
— **Lamartine.** 1 vol **3 50**
— **Principes et conduites,** 1 vol. grand in-18 .... **3 50**
— **L'Église et l'État au concile du Vatican.** 2 vol .... **3 fr.**
PARDIEU (M.). **Excursion en Orient,** l'Egypte. 1 vol.
ROUSSEAU (J.-J.). **Lettre à d'Alembert sur les spectacles,** texte revu d'après les anciennes éditions, introduction, notes par M. FONTAINE, professeur à la Faculté des Lettres. 1 v.
SAINTE-BEUVE (Œuvres de). 20 vol.
— **Causeries du lundi.** 15 vol. Chaque volume se vend séparément.
— **Portraits littéraires et derniers portraits,** suivis des *Portraits de Femmes.* Nouvelle édition. 4 vol.
— **Table générale et analytique** des *Causeries du lundi,* des *Portraits littéraires* et des *Portraits de Femmes.* 1 volume.
— **Extrait des causeries du lundi,** par ROBERT et PICHON. 1 vol.
— **Discours prononcé au Collège de France,** cours de poésie latine, 1 volume **0 75**
Sainte-Bible, traduite par LEMAISTRE DE SACY, 2 forts volumes.

DEUXIÈME SÉRIE, *vol. in-18 à 3 fr.* — *Relié veau genre antique*, 5 fr.

ARIOSTE. **Roland le furieux.** Traduit par HIPPEAU. 2 vol.

ARISTOPHANE. **Théâtre.** Trad. de BROTIER, revue par HUMBERT. 2 vol.

ARISTOTE. **La politique.** Traduction de THUROT, revue par BASTIEN. 1 vol.

— **Poétique et Rhétorique.** Trad. nouvelle par Ch. RUELLE. 1 vol.

AURIAC. **Théâtre de la foire.** 1 vol.

BACHAUMONT. **Mémoires secrets,** revus, avec notes. 1 vol.

BARTHELEMY. **Némésis.** 1 vol.

BEAUMARCHAIS. **Mémoires.** 1 vol.

— **Théâtre.** 1 vol.

BEECHER-STOWE. **La Case de l'oncle Tom.** Trad. par MICHIELS. 1 vol.

Béranger des familles, vignettes sur acier. 1 vol.

BERNARDIN DE SAINT-PIERRE. **Paul et Virginie ;** LA CHAUMIÈRE INDIENNE, vign. 1 vol.

BERTHOUD. **Les petites chroniques de la science.** 10 vol.

— **Légendes et traditions surnaturelles des Flandres.** 1 vol.

— **Les femmes des Pays-Bas et des Flandres.** 1 vol.

BOILEAU (Œuvres de), notice de SAINTE-BEUVE, notes de GIDEL. 1 vol.

BOSSUET (Œuvres de). 11 vol.

— **Discours sur l'histoire universelle.** 1 vol.

— **Elévations à Dieu, sur les mystères de la religion.** 1 vol.

— **Méditations sur l'Evangile.** 1 v.

— **Oraisons funèbres, panégyriques.** 1 vol.

— **Sermons** (Edition complète). 4 vol.

— **Sermons choisis.** Nouv. édit. 1 vol.

— **Traité de la connaissance de Dieu et de soi-même.** 1 vol.

— **Traité de la concupiscence.** Maximes et réflexions sur la comédie. La logique. Libre arbitre. 1 vol.

BEROALDE DE VERVILLE. **Le moyen de parvenir.**

BOURDALOUE. **Chefs-d'œuvre oratoires.** 1 vol.

BRILLAT-SAVARIN. **Physiologie du goût.** *Gastronomie* par BERCHOUX. 1 vol.

BYRON (Œuvres complètes de lord). Trad. de Amédée PICHOT. 18e édition. 4 vol.

CAMOENS. **Les lusiades.** Traduction nouvelle avec une étude sur la vie et les œuvres de Camoëns, par Ed. HIPPEAU. 1 vol.

CANTU. **Abrégé de l'histoire universelle.** Traduit par L. XAVIER DE RICARD, portrait de l'auteur. 2 vol.

CERVANTES. **Don Quichotte.** Trad. par DELAUNAY. 2 vol.

CHASLES. **Philarète.** 4 vol.

— **Etudes sur l'Allemagne.** 1 vol.

— **Voyages, Philosophie et Beaux-Arts.** 1 vol.

— **Portraits contemporains.** 1 vol.

— **Encore sur les contemporains.** 1 vol.

CHATEAUBRIAND. 10 vol.

— **Génie du christianisme,** suivi de la Défense du Génie du Christianisme. Avec notes. 2 vol.

— **Les martyrs ou le triomphe de la religion chrétienne.** 1 vol.

— **Itinéraire de Paris à Jérusalem.** 1 vol.

— **Atala. — René. — Le dernier Abencerrage. — Natchez.** 1 vol.

— **Voyages en Amérique, en Italie et au Mont-Blanc.** 1 vol.

— **Paradis perdu.** Littér. anglaise. 1 v.

— **Etudes historiques.** 1 vol.

— **Histoire de France. — Les Quatre Stuarts.** 1 vol.

— **Mélanges historiques et politiques** Vie de Rancé. 1 vol.

CHÉNIER (ANDRÉ). **Œuvres poétiques.** Nouvelle édition. 2 vol.

— **Œuvres en prose.** 1 vol.

COLIN D'HARLEVILLE. **Théâtre.** Introduction par L. MOLAND. 1 vol.

CORNEILLE. Edition collationnée sur la dernière publiée du vivant de l'auteur, notes. 2 vol.

— **Théâtre.** 1 vol.

COURIER. (Œuvres de). Essai sur sa vie et ses écrits par Armand CARREL. 1 v.

COUSIN. **Instruction publique en France.** 2 vol.

CRÉQUY (La marquise de). **Souvenirs** (1718-1803). 5 vol. 10 portraits.

CYRANO DE BERGERAC. **Histoire de la lune et du soleil.** 1 vol.

— **Aventures comiques et galantes.** 1 vol.

DANTE. **La divine comédie.** Trad. par ARTAUD DE MONTOR. 1 vol.

DASSOUCY. **Aventures burlesques,** avec préfaces et notes. 1 vol.

DÉMOSTHÈNE. **Discours politiques.** 1 vol.

DEMOUSTIER. **Lettres à Emilie sur la mythologie**, notice. 1 vol.

DÉSAUGIERS, **Théâtre choisi**. Introduction par MOLAND. 1 vol.

DESCARTES. **Œuvres choisies**. Discours de la méthode, Méditations métaphysiques. 1 vol.

DESTOUCHES. **Théâtre**. Notes de MOLAND. 1 vol.

DONVILLE. **Mille et un calembours et bons mots**, *histoire du calembour*, 1 vol.

DUPONT. **Muse Juvénile**, vers et prose. 1 vol.

DU PUGET. **Romans de famille**, trad. du suédois, sur textes originaux.

— **Les Voisins**, par Mlle BREMER. 4e édition. 1 vol.

— **Le foyer domestique**, par Mlle BREMER, ou *Chagrins et joies de la famille*, 2e édit. 1 vol.

— **Les Filles du Président**, par Mlle BREMER, 3e édit. 1 vol.

— **La famille H.**, par BREMER 1 vol.

— **Un journal**, par Mlle BREMER, 1 v.

— **Guerre et Paix. Le voyage de la Saint-Jean**, par BREMER. 1 vol.

— **Abrégé des voyages de Bremer** dans l'Ancien et le Nouveau-Monde. 1 v.

— **La vie de la famille dans le Nouveau-Monde.** Lettres écrites pendant un séjour dans l'Amérique du Nord et à Cuba. 3 vol.

— **Les Cousins**, par Mme la baronne de KNORRING, 2e édit. 1 vol.

— **Une femme capricieuse**, par Mme CARLEN. 2 vol.

— **L'Argent et le Travail**, tableau de genre, par l'ONCLE ADAM. 1 vol.

— **La veuve et ses enfants**, par Mme SCHWARTZ.

— **Histoire de Gustave II. Adolphe**, par A. FRYXELL. 1 vol.

— **Fleurs scandinaves**, poésies. 1 v.

— **La Suède depuis son origine jusqu'à nos jours.** 1 vol.

— **Chronique du temps d'Erick de Poméranie**, par BERNHARD 1 v.

DUPUIS. **Origines de tous les cultes** 1 vol.

ESCHYLE. **Théâtre.** Trad. revue par HUMBERT. 1 vol.

— **Euripide**, trad. de L. HUMBERT. 2 vol.

FÉNELON. **Œuvres choisies** — De l'existence de Dieu. — Lettres sur la religion, etc. 1 vol.

— **Dialogue sur l'éloquence.** De l'éducation des filles. Fables. Dialogues des morts. 1 vol.

— **Aventures de Télémaque**, notes géographiques, littéraires. Grav. 1 v.

FLEURY. **Discours sur l'histoire ecclésiastique.** Mœurs des Israélites, etc. 2 v.

FLORIAN. **Fables**, suivies de son Théâtre, notice par SAINTE-BEUVE. Illustrées par Grandville. 1 vol.

— **Don Quichotte de la jeunesse**, vignettes, dessins de Staal. 1 vol.

FONTENELLE. **Éloges, introduction et notes**, par P. BOUILLIER. 1 vol.

FOURNEL. **Curiosités théâtrales**, 1 vol.

FURETIÈRE. **Le roman bourgeois.** Ouvrage comique. Notice et notes, par F. TULOU. 1 vol.

GENTIL-BERNARD, **L'art d'aimer.** — Les Amours, par BERTIN. — Le Temple de Guide, par LÉONARD. — Les Baisers, par DORAT. — Zélie au bain, par PEZAY. — Pièces. Notices et notes, par J. DE DONVILLE. 1 vol.

GILBERT (Œuvres de), Notice historique, par Ch. NODIER. 1 vol.

GŒTHE. **Faust et le second Faust**, choix de poésies de Gœthe, Schiller, etc. trad. par GÉRARD DE NERVAL. 1 vol.

— **Werther suivi de Hermann et Dorothée.** 1 vol.

GOLDSMITH. **Le Vicaire de Wakefield.** Texte et traduction. 1 vol.

GRESSET. **Œuvres choisies.** 1 vol.

HAMILTON. **Mémoires de Gramont.** Préface par SAINTE-BEUVE. 1 vol.

HÉLOISE et ABEILARD. **Lettres.** Traduit par M. GÉRARD. 1 vol.

HEPTAMÉRON (L'). **Contes de la reine de Navarre.** 1 vol.

HÉRICAULT. **Maximilien et le Mexique.** L'Empire Mexicain. 1 vol.

HÉRODOTE. **Histoire.** Trad. de LARCHER, notes, commentaires, index, par L. HUMBERT. 2 vol.

HOMÈRE. **Iliade.** Trad. DACIER. Nouvelle édition, revue. 1 vol.

— **Odyssée.** Trad. par le même, revue, petits poëmes attribués à Homère. 1 v.

JACOB (P.-L.), bibliophile. **Curiosités infernales.** Diables, Bons Anges, Follets et Lutins possédés. 1 vol.

— **Curiosités des sciences occultes.** Alchimie, Talisman, Amulettes, astrologie, Chiromancie, Secrets d'amour. 1 vol.

— **Curiosités théologiques.** Légendes, Miracles, Superstitions bizarres, Brahmanes, Mahométans, Diables. 1 v.

— **Paris ridicule et burlesque au xvii⁰ siècle**, par Claude Scarron. 1 vol.

— **Recueil de farces, soties** et moralités du xv⁰ siècle. Maître Pathelin. Moralité de l'Aveugle, etc. 1 vol.

LA BRUYÈRE. Les caractères de Théophraste. Notice de Sainte-Beuve. 1 vol.

LAFAYETTE, Romans, nouvelles. — Zaïde. — Princesse de Clèves. — Princesse de Montpensier. 1 vol.

LA FONTAINE. Fables. 1 vol.

— **Contes et nouvelles.** Édition revue, notes explicatives. 1 vol.

LAMENNAIS. 9 vol.

LA ROCHEFOUCAULD. Réflexions, sentences et maximes morales, Œuvres choisies de Vauvenargues, notes de Voltaire. 1 vol.

LAVATER et GALL, Physlognomonie et Phrénologie, par A. Isabeau, 150 figures, 1 vol.

— **Essai sur l'indifférence en matière de religion.** 4 vol. Le 1er vol. se vend séparément.

— **Paroles d'un croyant.** — Le livre du Peuple. 1 vol.

— **Affaires de Rome. 1 vol.**

— **Les Évangiles,** trad., notes et réflexions. 1 vol.

— **De l'Art et du Beau,** tiré de l'Esquisse d'une Philosophie. 1 vol.

— **De la société première et de ses lois.** 1 vol.

MAHOMET. Le Koran. 1 vol.

MAISTRE (J. de). Les soirées de Saint-Pétersbourg. 2 vol.

MAISTRE (Xavier de). Œuvres complètes, nouv. édit. Voyage autour de ma chambre. La jeune Sibérienne. Préface par Sainte-Beuve. 1 vol. illustré.

MALEBRANCHE. De la recherche de la vérité, notes et études de François Boutillier. 2 vol.

MALHERBE. Œuvres poétiques, vie de Malherbe, par Racan. 1 vol.

MANZONI. Les Fiancés. Histoire milanaise. 2 vol. illustrés.

MARCELLUS. Souvenirs de l'Orient. 3⁰ édit. 1 vol.

MARIVAUX. Théâtre choisi. Introduction par Moland. 1 vol.

MARMIER, Lettres sur la Russie. 2⁰ édit. 1 vol.

MAROT. Œuvres complètes. 2 vol.

MARTEL. Recueil de proverbes français. 1 vol.

MARTIN. Le langage des fleurs, gravures coloriées. 1 vol.

MASSILLON. Petit Carême, sermons divers. 1 vol.

MASSILLON, FLÉCHIER, MASCARON. Oraisons. 1 vol.

MÉNIPPÉE (La Satire), par Pichon, Rapin, Passerat, Gillot, Florent, Chrétien. 1 vol.

MERLIN COCCAIE. Histoire macaronique, prototype de Rabelais, plus l'horrible bataille advenue entre les mouches et les fourmis. 1 vol.

Mille et une nuits. Contes arabes, Trad. par Galland. 3 vol.

Mille et un jours. Contes arabes. 1 v.

MILLEVOYE. Œuvres. Notice par M. Sainte-Beuve. 1 vol.

MOLIÈRE. (Œuvres complètes), avec des remarques nouvelles, par Lemaistre; vie de Molière, par Voltaire. 3 v.

MONTAIGNE (Essais de), notes de tous les commentateurs. 2 vol.

MONTESQUIEU. L'esprit des lois, notes de Voltaire, de La Harpe. 1 vol.

— **Lettres Persanes,** suivies de Arsace et Isménie et du Temple de Gnide. 1 vol.

— **Considérations sur les causes de la grandeur des Romains et de leur décadence.** 1 vol.

MOREAU. Œuvres, le Myosotis. 1 v.

PARNY. Œuvres, élégies et poésies. Préface de M. Sainte-Beuve. 1 vol.

PASCAL. Pensées sur la religion. Édition conforme au véritable texte de l'auteur, additions de Port-Royal. 1 vol.

— **Lettres écrites à un provincial.** Essai sur les Provinciales. 1 vol.

PELLICO. Mes Prisons, suivies des Devoirs des hommes, 6 grav. 1 vol.

PÉTRARQUE. Œuvres amoureuses. Sonnets, triomphes, traduits en français, texte en regard. 1 vol.

PICARD. Théâtre. Note, notices, par L. Moland. 2 vol.

PINDARE et les lyriques grecs, traductions par M. C. Poyard. 1 vol.

PLATON. L'État ou la République. Trad. de Bastien. 1 vol.

— **Apologie de Socrate.** — Criton-Phédon-Gorgias. 1 vol.

PLUTARQUE. Les vies des hommes illustres. Traduites par Ricard. Vie de Plutarque, etc. 4 vol.

Poètes moralistes de la Grèce, Hésiode, Théognis, etc. 1 vol.

RACINE. Théâtre complet, remarques littéraires, notes class. par Lemaistre. 1 vol.

REGNARD. Théâtre. Notes et notices. 1 vol.

RÉGNIER. Œuvres complètes. 1 vol.

Romans grecs. Les Pastorales de Longus. — Les Ethiopiennes d'Héliodore. Etude sur le roman grec, par A. Chassang. 1 vol.

RONSARD. Œuvres choisies. Notices, notes, par Sainte-Beuve, Edition revue par Moland. 1 vol.

RUNEBERG. Le roi Fialar. — Le Porte-Enseigne Stole. — La Nuit de Noël. Traduit par Valmore. 1 vol.

SAINT-EVREMONT, Œuvres choisies. Vie et ouvrages de l'auteur par A.-Ch. Gidel. 1 vol.

SEDAINE, Théâtre, introduction par L. Moland. 1 vol.

SÉVIGNÉ. Lettres choisies. Notes explicatives sur les faits et personnages du temps et observations littéraires, par Sainte-Beuve. 1 vol.

SOPHOCLE. Tragédies. Traduction par L. Humbert. 1 vol.

SOREL. La vraie histoire comique de Francion. 1 vol.

STAEL. Corine ou l'Italie, observations par Mme Necker de Saussure et Sainte-Beuve. 1 vol.

— De l'Allemagne, Édit. revue 1 vol.

— Delphine. Nouv. édit. revue 1 vol.

STERNE. Tristram Shandy. Voyage sentimental. 2 vol.

TABARIN (Œuvres de). Aventures du Capitaine Rodomont, la Farce des Bossus, pièces tabariniques. 1 vol.

TASSE. Jérusalem délivrée. Trad. de Le Prince Lebrun. 1 vol.

— Théâtre espagnol. Traduction nouvelle, par Dubois et Oraz. 1 vol.

Théâtre de la Révolution. — Charles IX. — Les victimes cloîtrées. — Madame Angot. — Madame Angot dans le sérail, introduct., notes par M. Moland. 1 vol.

— Théocrite. Traduction Barbier. 1 vol.

THIERRY (Œuvres d'Augustin). Édit. définitive revue par l'auteur. 9 vol.

— Histoire de la conquête de l'Angleterre. 4 vol.

— Lettres sur l'Histoire de France 1 vol

— Dix ans d'études historiques. 1 v.

— Récits des temps mérovingiens. 2 vol.

— Essai sur l'Histoire du Tiers-État. 1 vol.

THUCYDIDE. Histoire. Traduc. Loiseau. 1 vol.

VADÉ. Œuvres. La pipe cassée. — Chansons. — Bouquets poissards, etc. Notice par J. Lemer. 1 v.

VAUQUELIN DE LA FRESNAYE. (Œuvres poétiques de) Texte conforme à l'édition de 1605. 1 vol.

VILLENEUVE-BARGEMONT. Le livre des affligés. 2 vol.

VILLON. Poésies complètes. Notes par L. Moland. 1 vol.

VOISENON. Contes et Poésies fugitives. Notice sur sa vie. 1 vol.

VOLNEY. Les Ruines. — La loi naturelle. — L'histoire de Samuel. Edition revue. 1 vol.

VOLTAIRE. 11 vol.

— Le Siècle de Louis XIV. Édition revue. 1 vol.

— Siècle de Louis XV, histoire du Parlement. 1 vol.

— Histoire de Charles XII. Édition revue. 1 vol.

— Lettres choisies. Notices et notes sur les faits et sur les personnages du temps, par L. Moland. 2 vol.

WAREE. Curiosités judiciaires, historiques, anecdotiques. 1 vol.

YSABEAU (Docteur). Le Médecin du Foyer. Guide médical des Familles. 1 v.

LA VIE MILITAIRE
sous le premier empire
LES VÉLITES — LE BIVOUAC — LES MARCHES
LES CANTINIÈRES — LES LOGEMENTS — LE CAMP — LA GARNISON
LES REVUES — LA CASERNE — LA RETRAITE, ETC.
Par Elzéar Blaze
1 vol. in-18 orné de gravures. . . . . 3 fr. 50

UN AN DE JUSTICE
(1900-1901)
Par Henri Varennes
1 vol. in-18 jésus. . . . . 3 fr. 50

NOUVELLE BIBLIOTHÈQUE LATINE-FRANÇAISE

RÉIMPRESSION DES CLASSIQUES FRANÇAIS

75 volumes, format grand in-18 à 3 fr.

TRADUCTIONS REVUES ET REFONDUES AVEC LE PLUS GRAND SOIN

Le succès de cette collection est aujourd'hui avéré. Belle impression, joli papier, correction soignée, revision intelligente et sérieuse, rien n'a été négligé pour recommander ces éditions aux amis de la bonne littérature. La modicité du prix, jointe aux avantages d'une bonne exécution, fait rechercher nos *classiques* avec prédilection.

4 volumes à 4 fr. 50

CLAUDIEN. Œuvres complètes, traduites en français, par M. Héguin de Guerle. 1 vol.

SAINT-JÉROME. Lettres choisies, texte latin revu. Traduction nouvelle et introduction par M. Charpentier. 1 vol.

OVIDE. Les Métamorphoses. Trad. française de Gros, refondue par M. Cabaret-Dupaty. Notice par M. Charpentier, Édition complète en 1 vol.

TÉRENCE (Comédies). Traduction nouvelle par Bertolaud, docteur ès lettres de Paris. 1 fort vol.

72 volumes à 3 fr. — Chaque volume se vend séparément.

APULÉE (Œuvres complètes), traduites par Betoland. 2 vol.

AULU-GELLE (Œuvres complètes), édition revue par Charpentier et Blanchet. 2 vol.

CATULLE, TIBULLE et PROPERCE. Œuvres traduites par Héguin de Guerle, Valatoux et Genouille. 1 vol.

CÉSAR. Commentaires sur la Guerre des Gaules et sur la Guerre civile, trad. par M. Artaud. Édition revue par Lemaistre, notice par M. Charpentier. 2 vol.

CICÉRON (Œuvres complètes), avec la traduction française améliorée et refaite en grande partie par Charpentier, Lemaistre, Gérard-Delcasso, Cabaret-Dupaty, etc. 20 vol.

Tome I. — Etude sur Cicéron ; Vie de Cicéron par Plutarque ; Tableau synchronique de la vie et ouvrages de Cicéron.

II. — Traité sur l'art oratoire : Rhétorique l'Invention.

III. — L'Orateur.

IV. — Brutus ; l'Orateur ; des Orateurs parfaits ; les Topiques ; les Partitions oratoires.

V. — Discours ; Introduction aux Verrines ; Discours pour Sextius Roscius d'Amérie ; Discours pour Publius Quintus ; discours pour Q. Roscius, le comédien ; Discours contre Q. Cecilius ; Première action contre Verrès ; Seconde action contre Verrès, livre premier.

VI. — Seconde action contre Verrès, livre deuxième ; Seconde action contre Verrès, livre troisième ; Seconde action contre Verrès, livre quatrième.

VII. — Seconde action contre Verrès, livre cinquième ; Discours A. Cécina ; Discours pour M. Fontrius ; Discours en faveur de la loi Manilia ; Discours pour A. Clientius Avitus ; premier discours sur la loi agraire ; Deuxième discours sur la loi agraire ; Troisième discours sur la loi agraire ; Discours pour C. Rabirius.

VIII. — 1er discours contre L. Catilina ; 2e discours contre L. Catilina ; 3e discours contre L. Catilina ; 4e discours contre L. Catilina ; Discours pour L. Licinius Murena ; Discours pour P. Silla ; Discours pour le poète A. Licinius Archias ; Discours pour L. Flaccus ; Discours de Cicéron au Sénat, après son retour ; Discours de Cicéron au peuple.

IX. — Discours de Cicéron pour sa maison ; Discours pour P. Sextius ; Discours contre P. Vatinius ; Discours sur la réponse des aruspices ; Discours sur les provinces consulaires ; Discours pour L. Cornélius Balbus ; Discours pour Marcus Célius Rufus.

X. — Discours contre L. Calpurnius Pison ; Discours pour Cn. Plancius ; Discours pour C. Rabirius Posthumus ; Discours pour T. A. Milon ; Discours pour Marcus Marcellus ; Discours pour Quintus Ligarius ; Discours pour le roi Déjoratus ; Première philippique de M. T. Cicéron contre M. Antoine.

XI. — Deuxième, troisième et quatrième philippiques.

XII. — Lettres ; Lettres I à CLXXXII. An de Rome 685 à décembre 701.

XIII. — Lettres CLXXXIII à CCCLXXIII; avril 703 à la fin d'avril 704.

XIV. — Lettres CCCLXXIV à DCLXVI; 2 mai 704 à 708.

XV. — Lettres DCLXVII à DCCCLII; 708 à 710; dates incertaines des lettres DCCCLIII à DCCCLIX. Lettres à Brutus.

XVI. — Ouvrages philosophiques; académiques; des vrais biens et des vrais maux; Les Paradoxes.

XVII. — Tusculanes; De l'amitié; De la demande du consulat.

XVIII. — Des devoirs; Dialogue de la vieillesse; De la nature des Dieux.

XIX. — De la Divination; Du Destin; De la République; Des Lois.

XX. — Fragments; Fragments des Discours de M. Cicéron; Fragments des Lettres; Fragments du Timée, du Protagoras, de l'Economique; Fragments des ouvrages philosophiques; Fragments des poèmes. Ouvrages apocryphes; Discours sur l'amnistie; Discours au peuple; Invective de Salluste contre Cicéron; Invective de Cicéron contre Salluste. Lettre à Octave; La Consolation.

CORNELIUS NEPOS. Traduct. par M. Amédée Pommier, EUTROPE. Abrégé de l'histoire romaine, traduit par Dubois. 1 vol.

HORACE (Œuvres complètes). Traduction revue par Lemaistre. Étude sur Horace par Rigault. 1 vol.

JORNANDES. De la succession du royaume origine et actes des Goths. Traduction de Savagner. 1 vol.

JUSTIN (Œuvres complètes). Abrégé de l'Histoire universelle de Trogue Pompée. Trad. par Pierrot. Revue par Pessonneaux. 1 vol.

JUVENAL ET PERSE (Œuvres complètes), suivie des fragments de *Turnus* et de *Sulpicia*, traduction de Dussaulx, Lemaistre. 1 vol.

LUCAIN, La Pharsale. Traduction de Marmontel, revue par Durand. 1 vol.

LUCRÈCE (Œuvres complètes), trad. de Lagrange, revue par Blanchet. 1 v.

MARTIAL (Œuvres complètes), trad. de MM. V. Verger, Dubois et J. Mangeart. Précédée des *Mémoires* de *Martial* par Jules Janin. 2 vol.

OVIDE (Œuvres). 3 vol.

PETITS POÈTES. Arborius, Galpurnius, Eucharia, Gratius, Faliscus, Lupercus, Servastus, Nemesianus, Pentadius, Sabinus, Valerius Cato, Vestritius Spurina et le *Pervigilium Veneris*, traduction de Cabaret-Dupaty. 1 v.

PÉTRONE (Œuvres complètes). 1 vol.

PHÈDRE (Fables) suivies des Œuvres d'Avianus, de Denis Caton, de Publius Syrus. Edition revue par M. E. Pessonneaux. 1 vol.

PLAUTE. Son Théâtre. Traduction nouvelle de M. Naudet, membre de l'Institut. 4 vol.

PLINE L'ANCIEN. L'Histoire des animaux, traduction de Guéroult. 1 v.

PLINE LE JEUNE (Lettres). Traduction par M. Cabaret-Dupaty. 1 vol.

PLINE LE NATURALISTE (Morceaux extraits). Traduction de Guéroult. 1 vol.

QUINTE-CURCE (Œuvres complètes) Edition revue par M. B. Pessonneaux. 1 vol.

QUINTILLIEN (Œuvres complètes) Traduction de Quisille. Revue par Charpentier. 3 vol.

SALLUSTE (Œuvres complètes) Traduction du Rozoir. Revue par M. Charpentier. 1 vol.

SÉNÈQUE LE PHILOSOPHE (Œuvres complètes), édition revue par Charpentier et Lemaistre. 4 vol.

— (Tragédies) Edition revue par Cabaret-Dupaty. 1 vol.

SUÉTONE (Œuvres) Traduction refondue par Cabaret-Dupaty. 1 vol.

TACITE (Œuvres complètes) traduction de Dureau de la Malle, revue par M. Charpentier. 2 vol.

TITE-LIVE (Œuvres complètes), traduites. Edition revue par E. Pessonneaux et Blanchet. Etude sur Tite-Live par M. Charpentier. 6 vol.

VALÈRE MAXIME (Œuvres complètes) traduction de Frémion. Edition revue par M. Charpentier. 2 vol.

VELLEIUS PATERCULUS, traduction refondue avec le plus grand soin par M. Gréard. — FLORUS (Œuvres). Notice sur Florus, par M. Villemain. 1 vol.

VIRGILE. Œuvres complètes, traduites en français. Nouvelle édition, refondue par M. Félix Lemaistre, précédée d'une Etude sur Virgile par M. Sainte-Beuve. 2 vol.

BIBLIOTHÈQUE D'UTILITÉ PRATIQUE
Format in-18, avec planches, vignettes explicatives, gravures.

L'Instruction sans maître. Grammaire, arithmetique, géométrie, topographie, géographie, histoire de France, par A. BOURGUIGNON et E. BERGEROL. 1 vol. de 400 pages............ **3 fr.**

Fabrication du cidre, du poire et de ses dérivés, par M. TRITTCHLER. 1 vol. in-18 avec gravures... **3 fr. 50**

Traité élementaire d'agriculture, par GIRARDIN. 2 forts vol. in-18, avec 993 gravures.................. **16 fr.**

Nouveau Guide en affaires. Le droit usuel ou l'avocat de soi-même, par DURAND DE NANCY, 18e éd., augmentée, 1 fort vol. gr. in-18, 502 pages **4 fr. 50** Relié . . . . **5 fr.**

Traité pratique d'Arpentage, nivellement, levée de plans, par A. POUSSART, professeur de mathématiques, 1 vol. in-18 br., nombreuses figures . . . . . **3 fr.** 2e PARTIE. Opérations à grande portée, tackéométrie. 1 vol. in-18, nombreuses figures . . . . **3 fr.**

Guide pratique des Gardes champêtres et des Gardes particuliers, par M. MARCEL GRÉGOIRE, sous-préfet, 1 vol. in-18.................. **2 fr.**

Guide des Propriétaires, Locataires ou Fermiers, comprenant : 1° La solution de toutes les difficultés pouvant surgir dans leur rapports entre eux, avec les concierges ou administrations publiques (*Expropriation, Servitudes, Voirie, Contributions directes, Enregistrement des baux*); 2° Des modèles de tous les actes sous seing privé relatifs aux locations, par A. DEGLOS, docteur en droit, 1 vol. br. **4 fr. 50**, relié **5 fr.**

Manuel pratique des Juges de paix. Précis raisonné et complet de leurs attributions judiciaires, extra judiciaires, civiles, ouvrage entièrement neuf, par M. Georges MARTIN, juge de paix. 1 vol. grand in-18...... **3 fr. 50**

La Tenue des Livres apprise sans maître, en partie simple et en partie double, mise à la portée de toutes les intelligences, par Louis DEPLANQUE, expert, prof. de comptabilité, 20e édition. 1 fort vol. in-8.................. **7 fr. 50**

La Tenue des Livres rendue facile ou méthode raisonnée pour l'enseignement de la comptabilité, par DEGRANGE. Edition revue par LEFEBVRE. 1 v. in-8 **5 fr.**

Guide pour le choix d'une profession. Contenant des renseignements précis sur les professions qui exigent des préparations spéciales et sur les institutions, facultés et écoles qui préparent aux différentes carrières, par F. DE DONVILLE, 1 vol. in-18..... **3 fr.**

Les Professions féminines. par F. TULOU, 1 vol. in-18............ **3 fr.**

Tenue des Livres rendue facile à l'usage des personnes destinées au commerce, par UN ANCIEN NÉGOCIANT, 1 vol.................. **3 fr.**

Nouveau Manuel epistolaire, en français et en anglais. Théorie, pratique, par J. Mc. LAUGHLIN, Officier d'académie, professeur au collège Sainte-Barbe. 1 fort volume in-18, contenant 558 pages, br. **3 fr. 50.** — Elégamment relié **4 fr.**

Dictionnaire français-anglais des termes commerciaux, des noms des produits du commerce et des articles employés dans les manufactures. Suivi d'un appendice contenant les *monnaies, poids et mesures français avec leurs équivalents en anglais*, par J.-M. LAUGHLIN, officier de l'Instruction publique, professeur au collège Sainte-Barbe et à l'Institut commerc. de Paris, examinateur aux Ecoles sup. de Commerce. 1 vol. gr. in-18 jésus, relié toile **3 fr. 50**

Nouveau Guide de la Correspondance commerciale, contenant 515 lettres ; circulaires, offres de service, remises, traites, lettres de change, avaries, etc., par Henri PAGE. 1 v. in-8.......................... **6 fr.**

Nouveau Correspondant commercial en français et en anglais. Recueil complet de lettres sur toutes les affaires de commerce, par M. LAUGHLIN. 1 vol. br. **3 fr.** Relié.... **4 fr.**

Le Secrétaire commercial par H. PAGE. Extrait du précédent. 1 vol. in-18,...................... **3 fr.**

Nouveau Manuel épistolaire, en français et en anglais. Théorie, pratique, modèle de lettres, etc. 1 fort vol. de 558 pages, broché **3 fr. 50.** Relié. **4 fr.**

Manuel du Capitaliste ou comptes faits des intérêts à tous les taux, pour toutes sommes de un jusqu'à 366 jours, ouvrage utile aux négociants, banquiers, commerçants de tous les états, etc., par BONNET. Notice sur l'intérêt, l'escompte, etc., par M. Joseph GARNIER. Revue pour les calculs, par M. X. RYMKIEWICZ, calculateur au Crédit Foncier. 1 vol. in-8, **6 fr.** Relié....... **7 fr. 50**

Guide du Capitaliste ou comptes faits d'intérêts à tous les taux, pour toutes les sommes de un à 366 jours, par BONNET. 1 vol. in-18, **3 fr.** Relié **4 fr.**

Barème universel. Calculateur du négociant. Comptes faits des prix par pièces, mesures, nombres, kilogrammes, etc., par DONKER et HENRY, 1 v. in-8. 8 fr.

Le Livre de barème ou comptes faits. Comptes faits depuis 0,02 jusqu'à 100 fr, Tableau des jours écoulés et à parcourir du 1er janv. au 31 déc. Mesures légales, etc. Revu par PONS. 1 vol. in-18, 3 fr. Relié toile…. **4 fr.**

Tous Cyclistes : Traité pratique et théorique de vélocipédie, par PH. DUBOIS et A. VARENNES, 1 vol. in-18.. **2 fr. 25**

Le Chasseur au chien d'arrêt, par ELZÉAR BLAZE, 1 vol. in-18…. **3 fr. 50**

Le Chasseur au chien courant, formant avec le Chasseur au chien d'arrêt un cours complet de chasse à tir et à courre, par ELZÉAR BLAZE, 2 vol. in-18. Le volume…… **3 fr. 50**

Le Chasseur aux filets ou chasses des dames, par LE MÊME, 1 vol. **3 fr. 50**

Le Chasseur conteur, ou les chroniques de la Chasse, par LE MÊME. 1 vol…………………… **3 fr. 50**

Guide du Chasseur au chien d'arrêt sous ses rapports théorique, pratique et juridique, par F. CASSASSOLES. 1 vol. in-18 grav…… **3 fr. 50**

Le Pêcheur à la mouche artificielle et le Pêcheur à toutes lignes. par MASSAS. Edition revue, étude sur le repeuplement des cours d'eau et la pisciculture, par LARBALÉTRIER, 80 vignettes, 1 vol …… **2 fr.**

Chasses et Pêches anglaises. Variétés de pêches et de chasses. 1 vol. in-18……………………… **2 fr.**

La Pêche en mer et la Culture des Plages. Pêches côtières à la ligne et aux filets. Pêches à pied. Grandes pêches, par Albert LARBALÉTRIER, 1 v. in-18, illust., 140 grav. **3 fr. 50**

L'Art d'instruire et d'élever les oiseaux. Oiseaux chanteurs, oiseaux parleurs, oiseaux de volière, par L.-E. CHAMPAUME, 1 vol. Nomb. grav. **3 fr. 50**

Guide pratique des Maires, des Adjoints, des Secrétaires de mairie et des Conseillers municipaux : Lois, décrets, arrêtés, par DURAND DE NANCY, édit. mise au courant, par RUBENS DE COUDER, conseiller à la Cour de cassation, 12e édition, 1 fort vol. in-18. Broché 8 fr. Relié…. **9 fr.**

Loi municipale *du 5 avril 1884* *comprenant* : La circulaire ministérielle, 1 vol. in-18, 178 pages **1 fr. 25**

Nouveau Traité pratique du Jardinage, par A. YSABEAU. 1 v. in-18 **2 fr.**

Traité pratique de la laiterie. Lait, beurre, fromages, par Albert LARBALÉTRIER, professeur à l'école d'agriculture du Pas-de-Calais. Orné de 73 gravures. 1 vol. in-18…………………… **2 fr.**

Traité de Chauffage et d'Éclairage domestiques, propreté et économie, par Albert LARBALÉTRIER. 1 vol. in-18…………………… **2 fr.**

Traité pratique des Savons et des Parfums, manuel raisonné du cabinet de toilette, par LARBALÉTRIER, 1 vol. in-18……………… **2 fr. 50**

Manuel pratique de l'achat et de la vente du bétail. Bœufs, veaux, moutons, porcs, par Henri VILLIERS, professeur vétérinaire, et Albert LARBALÉTRIER, professeur d'agriculture du Pas-de-Calais. Nombreuses gravures. 1 vol. in-18……………… **2 fr. 50**

Les Vaches laitières. Choix, races, entretien, etc. Par Albert LARBALÉTRIER, professeur d'agriculture du Pas-de-Calais. 36 figures. 1 vol. in-18… **2 fr.**

Les Animaux de basse-cour. Elevage et entretien. Par LE MÊME. 1 vol. in-18…………………… **3 fr. 50**

Le Nouveau Jardinier Fleuriste. Avec les principaux arbres d'ornement, la nomenclature des fleurs de parterre, de bordure, de massif, etc, par HIPP. LANGLOIS. 258 fig. 1 fort v. in-18 **3 fr. 50**

Tarif pour cuber les bois en grume et équarris. D'après les mesures anciennes, avec leur réduction en mesures métriques, tableau servant à déterminer les produits en nature, par PRUGNAUX, arpenteur forestier. Edition revue. 1 vol. in-18 …… **2 fr.**

Tarif de cubage des bois équarris et ronds. Evalués en stères et fractions décimales du stère, par J.-A.-FRANÇON, cubeur juré de la ville de Lyon. 1 fort vol. in-18…… **3 fr. 50**

Dictionnaire portatif des Communes de la France et de l'Algérie et des autres colonies françaises, par GINDRE DE MANCY. Edition entièrement refaite par M. LACROIX, chef de bureau au ministère de l'instruction publique. 1 vol. de 800 p., relié…………………… **5 fr.**

Machines agricoles Semailles et labours, par A. POUSSART. 1 vol. in-18, nombreuses gravures……… **3 fr. 50**

Le Jardinier de tout le monde. Traité complet de toutes les branches de l'horticulture, par A. YSABEAU. 1 fort vol. in-18, illustré. 4 fr. 50. Rel. toile, **5 fr.**

Cours d'Arboriculture. *1re partie.* Principes généraux d'arboriculture. Par DU BREUIL, 175 figures, carte en couleur. 7e édition. 1 volume in-18…………………… **3 fr. 50**

Le même. *2e partie.* — Culture des arbres et arbrisseaux à fruits de table. 555 figures et 4 planches, 1 vol. in-18. 7e édition·……… **8 fr.**

Instruction élémentaire sur la conduite des arbres fruitiers, par LE MÊME. — Ouvrage destiné aux jardiniers, aux élèves des fermes-écoles et des écoles normales primaires. 1 vol. in-18, illustré, 207 figures, 9ᵉ édition......................... 2 fr. 50

La Vénerie contemporaine. Histoires bizarres, esquisses et portraits, par le marquis DE FOUDRAS. 1 v. in-18 2 fr.

Manuel pratique d'Escrime. Fleuret, Escrime, Sabre, comprenant l'escrime moderne et l'historique de l'escrime ancienne, par M. EMILE ANDRÉ, fondateur de la revue *l'Escrime française.* 1 vol. in-18 jésus, dessins d'après MÉRIGNAC, etc.,............... 3 fr. 50

Escrimeurs contemporains, par Henri DE GOUDOURVILLE, avec 59 illustrations. 1 vol. in-16......... 1 fr. 50

Les Machines dynamo-électriques, par R.-V. PICOU, ingénieur des Arts et Manufactures, 1 v. in-18 3 fr. 50

Manuel du poids des métaux, employés dans les constructions, à l'usage de toutes les personnes s'occupant de bâtiments, par ARNOULT, vice-président de la Chambre des Entrepreneurs, 1 vol. relié toile... 2 fr. 50

Gaston Bonnefont. La machine à coudre. Ses principales applications, son rôle dans la famille et dans l'industrie. 1 vol. in-18, orné de nombreux dessins.......................... 4 fr.

Nouvelle Flore française, Description des plantes qui croissent spontanément en France et de celles qu'on y cultive en grand, indication de leur propriétés, etc. par M. GILLET, vétérinaire principal de l'armée, et par M. J.-H. MAGNE, professeur de botanique. 1 beau vol. in-18, 97 planches, plus de 1,200 figures, 6ᵉ édition......... 8 fr.

Guide pratique pour les Herborisations et les Herbiers, par Clotaire DUVAL, secrétaire de la Société d'Agriculture de Melun et de Fontainebleau, avec une introduction de M. le Docteur BORNET, membre de l'Institut. 1 vol. in-18 jésus............. 1 fr. 50

Le Petit Cuisinier moderne ou les secrets de l'art culinaire, par Gustave GARLIN (de Tonnerre), élève des premiers cuisiniers de Paris. 1 vol. in-8 illustré, 976 pages, relié.......... 8 fr.

La Cuisine ancienne, par GARLIN (de Tonnerre). 1 vol. in-8 illustré 8 fr.

Traité pratique de l'élevage du porc et de charcuterie, par Aug. VALESSERT, ancien charcutier, par Alb. LARBALÉTRIER, professeur d'agriculture. 1 beau vol. in-18 orné de grav. 3 fr. 50

Causeries chevalines, par GAUME, propriétaire-éleveur. 1 v. gr. in-18 3 fr. 50

La Conserve alimentaire. Traité pratique de fabrication, par CORTHAYS (Aug.) 1 vol. grand in-8 jésus avec nombreuses fig. dans le texte.. 10 fr.

Le Cuisinier européen. Ouvrage contenant les meilleures recettes des cuisines françaises et étrangères, par Jules BRETEUIL, ancien chef de cuisine. 1 fort. vol. grand in-18, illustré 300 gravures, 748 pages, relié....... 5 fr.

Le Cuisinier Durand. Cuisine du nord et du midi, 9ᵉ édition, revue par C. DURAND, petit-fils de l'auteur. 1 vol. in-18 illustré, 160 figures.... 3 fr. 50

Traité de l'Office, par T. BERTHE, ex-officier de bouche. 1 vol. in-18 3 fr. 50

Traité pratique de la Pâtisserie, contenant un aperçu des glaces, sirops et confitures, par DE GUERRE. 16 planches hors texte, coloriées. 1 v. in-8, br. 5 fr. Relié.............................. 6 fr.

La Bonne Cuisine, comprenant 880 titres, avec observations et 70 gravures à l'appui, par Gustave GARLIN, auteur du *Cuisinier moderne.* 1 vol. gr. in-18 jésus relié toile,................ 4 fr.

L'Enfant. Hygiène et soins médicaux pour le premier âge. A l'usage des jeunes mères et des nourrices, par ERMANCE DUFAUX DE LA JONCHÈRE. Précédé d'une introduction, par le docteur BLACHEZ. Nombreuses gravures, 1 vol. in-18........ 3 fr. 50

Le Conservateur ou Livre de tous les ménages, d'après les travaux de Carême, Appert, etc., par Léon KREBS. 150 gravures. 1 vol.. 3 fr. 50

Boissons économiques et liqueurs de table. Traité pratique de la fabrication des vins, cidres, bières, liqueurs, etc. par KREBS, 1 v. in-18 3 fr. 50

Guide pratique des Ménages, contenant plus de 2,000 recettes sur la préparation et la conservation des aliments, etc. par le docteur ELGET. 1 volume....................... 3 fr. 50

Races chevalines et leur amélioration. Entretien, élevage du cheval, de l'âne et du mulet. 1 vol. in-18 8 fr.

Jeux de Société. Jeux de salon. — Jeux d'enfants. — Jeux d'esprit et d'improvisation. — Patiences. — Jeux divers. — Rondes et danses de société, par L. de VALAINCOURT. 1 vol. illustré de nombreuses vignettes..... 3 fr. 50

Traité de Whist par M. DESCHAPELLES, 1 vol. in-18.................. 3 fr. 50

Le Jeu de Trictrac rendu facile pour toute personne d'un esprit juste et pénétrant. 2 vol. in-8.............. 8 fr.

Nouvelle Académie des Jeux. Contenant un dictionnaire des jeux anciens, le nouveau jeu de croquet, le bésigue chinois et une étude sur les jeux et paris de courses, par Jean QUINOLA. 1 fort vol. avec figures 3 fr.

Analyse du Jeu des Échecs par A.-D. PHILIDOR. Edition augmentée de 68 parties jouées par Philidor, du traité de Greco, des débuts de Stamme et de Ruy Lopez, par C. SANSON. 1 fort vol. in-18 .... 5 fr.

E cyclopédiana. Recueil d'anecdotes anciennes, modernes et contemporaines, etc , édition illustrée de 128 vignettes. 1 vol. in-8 de 840 pages .... 6 fr.

Le Cheval. Traité complet d'hypologie, suivi d'un cours complet d'équitation pour un cavalier et sa dame, par SANTINI. 1 vol. in-18 .... 3 fr. 50

Dictionnaire de jurisprudence hippique, traité des courses, par CHARTON DE MEUR, avocat. 1 vol. in-18...................... 3 fr. 50

Choix et nourriture du cheval, ou description de tous les caractères à l'aide desquels on peut reconnaître l'aptitude des chevaux. 1 vol. in-18, avec vignettes................ 3 fr. 50

Traité pratique de médecine vétérinaire, art de prévenir et de guérir les maladies chez le cheval, l'âne le mulet, le bœuf, le mouton, le porc et le chien, par H.-A. VILLIERS et LARBALÉTRIER. 1 vol. avec figures.... 3 fr. 50

Ch. Le Brun-Renaud. Manuel pratique d'équitation, à l'usage des deux sexes. Ouvrage orné de 45 fig. 1 beau volume...................... 2 fr.

Traité pratique de la fabrication des eaux-de-vie par la distillation des vins, cidres, marcs, etc. Fabrication des eaux-de-vie communes avec le trois-six d'industrie, etc., par CH. STEINER, chimiste-distillateur. 50 figures dans le texte. 1 vol. gr. in-18. 3 fr. 50

Les nouvelles méthodes de la culture de la vigne, et de vinification, par A. BEDEL. 1 vol. in-18. orné de nombreuses gravures.... 3 fr. 50

Traité pratique des engrais, origine, utilité, emploi, par A. BEDEL. 3 fr. 50

Nobiliaire de Normandie. Publié sous la direction de DE MAGNY. 2 vol. grand in-8.................. 40 fr.

Abrégé méthodique de la science des armoiries, etc., par M. MAIGNE, Édit. augmentée ill. 1 vol. in-18 10 fr. Imprimée à 154 exemplaires numérotés, sur papier de Hollande........ 20 fr.

Manuel pratique de l'amateur de chiens. Chiens de chasse, chiens de garde, chien de berger, chien d'agrément. 1 vol. in-18.......... 2 fr.

Meunerie et boulangerie, par Léon HENDOUX, nombreuses vignettes explicatives. 1 vol. in-18, 20 feuilles. 5 fr.

Traité complet de manipulation des vins, par A. BEDEL. 2° édition. 1 beau vol. in-18, avec grav.. 3 fr. 50

Traité complet de la fabrication des liqueurs et des vins dits d'imitation, par A. BEDEL. 1 volume in-18.................. 3 fr. 50

L'art de reconnaître les fruits de pressoir (pommes et poires). par A. TRUELLE. 1 vol. in-18......... 4 fr.

Fabrication du cidre, du poiré et de ses dérivés, par M. TRITSCHLER. 1 vol. in-18, avec gravures.. 3 fr. 50

Traité théorique et pratique de la brasserie. Analyse détaillée des méthodes les plus récentes appliquées à la fabrication de la bière, par A. BEDEL. 1 vol. in-18............ 3 fr. 50

Éléments généraux de législation française, par A. BOURGUIGNON. 1 fort vol. in-18, 720 pages..... 6 fr.

Traité pratique d'agriculture, par A. BOURGUIGNON. 1 vol. in-18 de 400 pages.................. 3 fr.

Guide du commerçant, par A. ROGER, avocat à la cour d'appel de Paris, 1 vol. in-18 de 450 pages........ 3 fr.

L'industrie, par Arthur MANGIN, 60 gravures intercalées dans le texte. 1 vol. in-18 de 460 pages............. 3 fr.

La nouvelle loi militaire promulguée le 16 juillet 1889, contenant les décrets, modèles de certificats à l'usage des jeunes gens soldats ou de leurs parents, annotée et commentée par M. E. SERGENT. 1 vol. in-32 d'environ 300 pages................. 1 fr. 50

Loi sur le recrutement de l'armée, votée par la Chambre des députés et par le Sénat, et promulguée le 16 juillet 1889, par le Président de la République. 1 vol. de 64 pages in-32 .... 0 fr. 30

Traité élémentaire de topographie et de lavis des plans. Illustré, planches coloriées, notions de géométrie, avec gravures, par M. TRIPON, professeur de topographie. 1 vol. in-4° relié.................. 10 fr.

Traité élémentaire pratique d'architecture ou étude des cinq ordres, d'après JACQUES BARROZIO DE VIGNOLE. Ouvrage divisé en 72 planches, comprenant les cinq ordres, composé, dessiné et mis en ordre par J.-A. LEVEIL, architecte ; gravures sur acier par HIBON............................ 10 fr.

Traité de menuiserie par MM. POUSSART, ancien élève de l'Ecole polytechnique, et CAILLARD, maître menuisier.

1re PARTIE : Notions de géométrie et d'architecture, bois, outils, moulures, assemblages. 1 vol. in-18 j. 3 fr. 50

2me PARTIE : Menuiserie de bâtiment, parquets, lambris, portes, escaliers, devantures. 1 vol. in-18 jésus.... 3 fr. 50

Manuel méthodique de l'art du teinturier-dégraisseur, Installation des Magasins et des Ateliers. — Matériel et produits. — Réception de l'ouvrage. — Exécution du travail. — Nettoyages. — Détachage. — Teintures. — Apprêts. — Travaux accessoires. — Tarif des travaux. Par MAURICE GUÉDRON, teinturier, rédacteur à la *Revue de la Teinture*. 1 vol. in-12 de 680 p., 88 figures.................... 6 fr.

Traité pratique de coupe et de confection de vêtements, par MARCEL DESSAULT, professeur de coupe à Paris.

Hommes et enfants. 1 vol. in-18, 275 fig. broché... 4 fr. 50 — Relié... 5 fr.

Dames et enfants, 1 vol. in-18, 364 fig. broché.... 5 fr. — Relié.... 6 fr.

Traité pratique et scientifique de la coupe des chemises *et Spécialités du Tailleur-Chemisier*, par MARCEL DESSAULT, professeur de coupe à Paris. 1 vol. in-18 jés., br. 4 fr. Relié. 5 fr.

La science des armes : L'assaut et les assauts publics. — Le duel et la leçon de duel par GEORGES ROBERT, professeur d'escrime au lycée Henri IV et au collège Sainte-Barbe. Notice sur Robert aîné, par ERNEST LEGOUVÉ. Lettre de M. HÉBRARD DE VILLENEUVE, président de la Société d'Encouragement de l'escrime. 1 vol. grand in-8. 7 grands tableaux.............. 8 fr.

Le cuisinier moderne, ou les secrets de l'art culinaire. Suivi d'un index des termes techniques, par GUSTAVE GARLIN (de Tonnerre). Ouvrage complet illustré (60 planches, 330 dessins), comprenant 5,000 titres et 700 observations. 2 vol. in-4.............. 36 fr.

Le pâtissier moderne, suivi d'un traité de confiserie d'office, par GUSTAVE GARLIN (de Tonnerre). Ouvrage illustré de 262 dessins gravés par M. BLITZ. 1 vol. grand in-8, relié toile.... 20 fr.

Manuel de Zootechnie générale et spéciale, par L. PAUTET, ancien répétiteur de physiologie à l'École d'Alfort, vétérinaire sanitaire au marché de la Villette. 1 vol. in-18 ill. toile... 5 fr.

Principes de géologie ou illustrations de cette science empruntés aux changements modernes que la Terre et ses habitants ont subis, par CHARLES LYELL, baronnet, traduit de l'anglais, sur la 10e édition, par M. JULES GINESTOU. 2 vol. in-8........... 25 fr.

Éléments de géologie ou changements anciens de la Terre et de ses habitants, tels qu'ils sont représentés par les monuments géologiques, par LE MÊME. Traduit de l'anglais par M. GINESTOU. 6e édition, augmentée, illustrée, 770 grav. 2 beaux vol. in-8. 20 fr.

Abrégé des éléments de géologie, par LE MÊME. Traduit par M. JULES GINESTOU. Ouvrage illustré de 644 gravures. 1 fort volume grand in-18 jésus.................... 10 fr.

Guide du sondeur ou traité théorique et pratique des sondages, par MM. DEGOUSÉE et CH. LAURENT, ingénieurs civils, fabricants d'équipages de sonde, entrepreneurs de sondages. 2 forts vol. in-8. Gravures dans le texte et accompagné d'un atlas de 62 planches gravées sur acier. 30 fr.

Cours élémentaire d'histoire naturelle, à l'usage des lycéens et des maisons d'éducation, rédigé conformément au programme de l'Université. 3 forts vol. in-12. 2,000 figures intercalées dans le texte. Le cours comprend :

Zoologie, par M. MILNE-EDWARDS, membre de l'Institut, professeur au Jardin des Plantes. 1 vol....... 6 fr.

Botanique par M. A DE JUSSIEU, de l'Institut, professeur au Jardin des Plantes. 1 vol.................... 6 fr.

Minéralogie et géologie, par M. F. S. BEUDANT, de l'Institut, inspecteur gén. des études. 1 vol........... 6 fr.

La géologie seule, 1 vol............ 4 fr.

Cours élémentaire de chimie, par V. REGNAULT, de l'Institut, directeur de la manufacture nationale de Sèvres. 4 vol. in-18, 700 fig. 5e édit. 20 fr.

Notions élémentaires de mécanique rationnelle à l'usage des candidats à l'École forestière et à l'École navale, des aspirants au baccalauréat ès sciences et au certificat de capacité des sciences appliquées, par M. G. PINET, inspecteur des études à l'École polytechnique. 1 v. in-18. 2 fr.

Traité d'astronomie, appliquée à la géographie et à la navigation, par EMM. LIAIS, astronome, auteur de l'*Espace céleste*. 1 fort vol. gr. in-8... 10 fr.

De l'exploitation des chemins de fer. Leçons faites à l'École nationale des Ponts et chaussées, par F.

JACOMIN, directeur de la Cie des Chemins de Fer de l'Est. 2 v. in-8 cav. 16 fr.
Les machines à vapeur. Leçons faites à l'Ecole nationale des ponts et chaussées, par LE MÊME. 2 forts vol. gr. in-8 cavalier............ 16 fr.
L'Electricité et ses applications pratiques. — Sonneries électriques — Téléphones — Eclairage électrique — Rayons X — Télégraphie sans fil, par

ALFRED SOULIER, Ingénieur électricien, Chef du Laboratoire de Mesures électriques de la Section technique de l'Artillerie, Secrétaire de la rédaction de *l'Industrie électrique.* 1 vol.
Traité élémentaire des chemins de fer, par AUGUSTE · PERDONNET. 3e édition, considérablement augmentée. 4 très forts vol. in-8, avec 1.100 fig., tableaux, etc................. 70 fr.

COLLECTION D'ANTONIN CARÊME
Chef des cuisines du Prince Régent d'Angleterre, de l'Empereur Alexandre, de M. le baron de Rothschild, etc.

Art de la cuisine française. 16 fr.
Le Maître d'hôtel français. 2 vol. in-8° ornés de 10 grandes planch. 16 fr.
Le Cuisinier parisien. 1 vol. in-8°, 25 planches................. 9 fr.

Le Pâtissier national parisien. 2 forts vol. in-18............. 8 fr.
Le Pâtissier pittoresque. 1 vol. grand-in-8°, 126 planches.. 10 fr. 50

LE SAVOIR-VIVRE
Dans la vie ordinaire et dans les cérémonies civiles et religieuses
Par Ermance DUFAUX. 1 vol. in-18. 3 fr. Relié...................... 4 fr.
Cet ouvrage est un travail neuf pour la forme et par le fond, rempli d'appréciations personnelles, et décelant à chaque page un auteur appartenant à la bonne compagnie.

CE QUE LES MAITRES ET LES DOMESTIQUES
DOIVENT SAVOIR
Par Mlle DUFAUX DE LA JONCHÈRE. 1 vol. in-18. 3 fr. 50.

DICTIONNAIRE GÉNÉRAL
DES SCIENCES ET DES THÉORIES APPLIQUÉES
Comprenant les mathématiques, la physique et la chimie, la mécanique et la technologie, l'histoire naturelle et la médecine, l'économie rurale et l'art vétérinaire, par MM. PRIVAT-DESCHANEL et AD. FOCILLON, professeur des sciences physiques et naturelles, nouvelle édition, 2 forts volumes grand in-8°, brochés, 32 fr. Reliés 40 fr.

L'ESPACE CÉLESTE ET LA NATURE TROPICALE
Description physique de l'univers, d'après des observations personnelles faites dans les deux hémisphères, par L. LIAIS, ancien astronome de l'Observatoire de Paris, avec une préface de BABINET, de l'Institut. Illustrée de dessins de VAN DARGENT. Un magnifique volume grand in-8° jésus.................. 15 fr.
Relié demi-doré, 21 fr. — Toile, fers spéciaux...................... 20 fr.

CHIROMANCIE NOUVELLE EN HARMONIE AVEC LA PHRÉNOLOGIE ET LA PHYSIOGNOMONIE. Les mystères de la main, art de connaître la destinée de chacun d'après la seule inspection de la main. par A. DESBAROLLES. 17e édition, figures. 1 vol. in-18...... 5 fr.
Graphologie ou les mystères de l'écriture, par DESBAROLLES et JEAN HIPPOLYTE; autographies. 1 volume in-18.................... 4 fr.
Manuel du drainage, par le baron

VAN DER BRAKEL. 1 volume in-18. 9 cartes .... 2 fr. 50
Prairies et élevage du bétail. Guide pratique de l'éleveur, par A. BEDEL, rédacteur en chef du *Journal de la Vigne et de l'Agriculture.* 1 vol. in-18, illustré de nombreuses vignettes, broché....................... 3 fr. 50
Le barreau au XIXe siècle, par M. O. PINARD, avocat (ex-ministre de l'intérieur). 2 vol. in-8.......... 6 fr.

NOUVEAU DICTIONNAIRE COMPLET DES COMMUNES DE LA FRANCE
Algérie, Tunisie, Tonkin, et toutes les Colonies françaises
La nomenclature de toutes les communes, les châteaux, les bureaux de poste, les stations de chemins de fer, etc., par M. GINDRE DU MANCY. Nouvelle édition. 1 fort vol. gr. in-8 à 2 col., 15 fr.; relié 1/2 chagr. 18 fr. — Relié toile. 17 fr.

Traité encyclopédique de la peinture industrielle. Revue générale des diverses catégories de la peinture dans l'industrie et des connaissances nécessaires au praticien Aperçus théoriques, pratiques et artistiques sur le métier, et sur l'art dans la décoration, par P. FLEURY, peintre décor., direct. techn. et rédact. du *Journal-Manuel de Peinture*. 1 vol. in-18 jésus..... **4 fr.**

Traité usuel de la peinture en bâtiment, décor et décoration. contenant l'étude des couleurs et des vernis, l'outillage, les peintures diverses, la vitrerie, la tenture, la dorure, l'imitation des bois, des marbres, des recettes et procédés divers, par PAUL FLEURY, peintre, directeur technique et rédacteur du *Journal-Manuel des Peintres*, 1 vol. in-18 illustré de 9 grav. en couleurs................... **4 fr.**

Honoré de souscriptions du Ministère de l'Instruction publique et du Ministre du Commerce.

Traité usuel de peinture à l'usage de tout le monde. Le dessin. La figure humaine. Perspective. Théorie des couleurs. Manière de peindre. La Nature morte. Les fleurs. Les glacis. Le paysage. La Marine. Les animaux, etc., etc., par CAMILLE BELLANGER, artiste peintre, second prix de Rome (hors concours). 1 vol. in-18 orné de 12 planches en couleurs....... **4 fr.**

Honoré de souscriptions du Ministère de l'Instruction publique.

Traité de peinture à l'eau. Aquarelle, gouache, par Mlle DE SÉRIGNAN. 1 vol. in-18, illustré de nombreuses gravures................... **3 fr. 50**

Traité théorique et pratique de la photographie. Guide complet pour l'amateur ; *Tableaux mouvementés, reproduction des objets coloriés, cinématographie, etc.,* par Alexandre CORMIER, ancien élève à l'Ecole polytechnique. 1 vol. in-18, ill. br............. **2 fr.**

Traité élémentaire de mécanique. Par A. POUSSART, ancien élève de l'Ecole Polytechnique, ancien officier de marine,

1re PARTIE : Mécanique théorique et mécanismes. 1 volume in-18 jésus, figures..................... **3 fr. 50**

2me PARTIE : Moteurs, récepteurs, opérateurs. 1 vol. in-18 jés. fig. **3 fr. 50**

Cours de géométrie élémentaire. A l'usage des aspirants au baccalauréat ès sciences et aux écoles du gouvernement, par M. COLAS, professeur de mathématiques au lycée Henri-IV.

1re PARTIE. Géométrie plane. 1 volume in-3......................... **6 fr.**

2e PARTIE. Géométrie dans l'espace, courbes usuelles. 1 volume in-18. broché.................... **3 fr.**

Volumes grand in-18, couverture illustrée, à 2 fr.

DUNOIS (ARMAND). Le Secrétaire des familles et des pensions, 1 vol.

—Le Secrétaire des compliments, lettres de bonne année, lettres de fêtes, compliments. 1 vol.

FRAISSINET (ED.). Le Japon. Histoire et descriptions, mœurs, costumes et religion. Nouvelle édition avec une carte. 2 vol.

LAMARTINE. Raphaël. Pages de la vingtième année, 3e édition. 1 vol.

MULLER (E.). La Politesse, manuel des bienséances et du savoir-vivre. 1 vol.

PHILIPON DE LA MADELAINE. Manuel épistolaire à l'usage de la jeunesse. 17e édition. 1 vol.

REGNAULT. Histoire de Napoléon Ier. 4 vol.

Volumes in-32, dits Cazin, à 1 franc, net 75 cent.

CONSTANT. Adolphe. 1 vol.

GODWIN. Calet Williams. 2 vol.

EUGÈNE SUE. Arthur. 4 vol.

REVEL (TH.). Manuel des maris. 1 vol.

MAITRE PIERRE. Vie de Napoléon, par MARCO DE SAINT-HILAIRE. 1 vol.

Les allopathes et les homœopathes devant le Sénat, par DUPIN et BONJEAN. 1 vol.

Les Mois, poème en douze chants, par ROUCHER. 2 vol.

La Natation. Art de nager appris seul, avec figures, par P. BRISSET. 1 vol.

GIRARDIN. Dossier de la guerre de 1870-1871. 1 vol.

BONJEAN. Conservation des oiseaux. 1 vol.

SUPPLÉMENT AU DICTIONNAIRE DE LA CONVERSATION ET DE LA LECTURE

16 volumes in-8° de 500 pages ou livraisons pareilles à celles des 52 volumes publiées de 1833 à 1839. 80 fr.

DICTIONNAIRE DE LA CONVERSATION ET DE LA LECTURE

52 vol. grand in-8, de 500 pages, à 2 colonnes, 100 francs.

60,000 VOLUMES COMPLETS DE " L'ILLUSTRATION "
DIVISÉS EN 4 CATÉGORIES DE PRIX

1° Volumes 27 à 47 et 56 à 60. Le vol. 18 fr. net...................... 6 fr.

2° Série de 4C volumes, 27 à 70, 72 et 73 inclusivement, contenant les guerres de Crimée, des Indes, de la Chine, d'Italie, du Mexique, le vol. 18 fr. net. 12 fr.

3° Les collections complètes dont il ne reste plus qu'un petit nombre d'exemplaires restent fixées au même prix que précédemment. 2 vol. 13 fr.

4° Volumes 55 à 70, 72 et 73 (Le tome 71 est épuisé)...................... 13 fr.

Reliures et tranches dorées, le vol. 6 fr.

Volumes grand in-18, couverture illustrée, à 1 fr. 50

Barèmes ou comptes faits en francs et centimes. 1 vol. in-32 cartonné.

BOCHET. Le Livre du jour de l'An. 1 vol.

DUNOIS. Le petit Secrétaire français, 1 vol.

— Le petit Secrétaire des compliments, lettres de bonne année ; lettres de fêtes. 1 vol.

MARTIN (Mme Aimé). Le Langage des Fleurs. 1 vol.

MULLER. Petit traité de la Politesse française, Codes de bienséances et du savoir-vivre. 1 vol.

PÉRIGORD. Le Trésor de la Cuisinière et de la Maîtresse de maison, 7° édit., revue, corr. 1 vol.

ROBERT (Gaston). Les Tours de Cartes. 1 vol. in-18, illustré de 50 gravures.

— Les gais et curieux tours d'escamotage anciens et modernes, 1 vol. in-8, 74 figures explicatives.

— Tours de physique amusants anciens et modernes. 1 vol. in-18, 53 figures explicatives.

DICK DE LONLAY. Les Combats du général Négrier au Tonkin. 30 gravures. 1 vol.

— Le Siège de Tuyen-Quan, 30 gravures. 1 vol.

— La Marine française en Chine, l'amiral Courbet et « le Bayard », Souvenirs anecdotiques. — 40 gravures. 1 vol.

— La Cavalerie française à la bataille de Rezonville. 1 volume in-18, dessins de l'auteur.

— La défense de Saint-Privat, dessins de l'auteur. 1 vol.

— Les Zouaves de l'armée du Rhin, dessins de l'auteur. 1 vol.

— Souvenirs de Frédéric III (examens critiques et commentaires). 1 vol.

HUMBERT (L.). Le Fablier de la Jeunesse. Nombreuses vignettes. 1 vol.

OUVRAGES DE JOSEPH GARNIER

MEMBRE DE L'INSTITUT

PROFESSEUR D'ÉCONOMIE POLITIQUE A L'ÉCOLE NATIONALE DES PONTS ET CHAUSSÉES

SECRÉTAIRE PERPÉTUEL DE LA SOCIÉTÉ D'ÉCONOMIE POLITIQUE, ETC.

Premières notions d'économie politique, sociale ou industrielle, *La Science du bonhomme Richard*, par Franklin ; *l'Économie politique en une leçon*, par Frédéric Bastiat ; *Vocabulaire de la science économique*, 6e édition. 1 vol. in-18..... 2 fr. 50

Traité d'économie politique, sociale ou industrielle. Exposé didactique des principes et des applications de cette science, avec des développements sur le Crédit, les Banques, le Libre-Échange, la Production, les Salaires. — 9° édition revue, fort volume gr. in-18....... 7 fr. 50

Traité de finances. — L'impôt en général. — Les diverses espèces d'impôts. — Le Crédit public. — Emprunts,

— Dépenses publiques. — Les Réformes financières. 4° édition, 1 vol. in-6......................... 8 fr.

Notes et petits traités faisant suite au *Traité d'économie politique* et au *Traité de finances*. — Éléments de statistique et opuscules divers : Notices et questions sur l'économie politique ; — La Monnaie, la liberté du travail, du Commerce ; les Traités de commerce, l'Accaparement, les Changes, l'Agiotage. 3° édition augmentée. 1 vol. in-18...................... 4 fr. 50

Traité complet d'arithmétique théorique et appliquée au commerce, à la banque, aux finances, à l'industrie. Problèmes raisonnés, notes et notions. 3° édition. 1 vol. in-8.... 8 fr.

Traité élémentaire des opérations de bourse, par A. Courtois fils, membre de la Société d'économie politique de Paris. 10° édition remaniée et augmentée. 1 vol. gr. in-18..... 4 fr.

Manuel des fonds publics et des Sociétés par actions, par le même. 8° édition complètement refondue et considérablement augmentée. 1 fort vol. in-18 raisin 1,300 pages.. 20 fr.

Tableau des cours des principales valeurs. Négociées et cotées aux bourses des effets publics de Paris, Lyon et Marseille, du 17 janvier 1797 (28 nivôse an V) à nos jours, par le même, 3° édition. 1 vol. gr. in-8 oblong, relié....................... 3 fr. 50

Études sur la circulation et les banques, par M. Alfred Supre. 1 vol. grand in-18................. 3 fr. 50

Banques populaires. Associations coopératives de crédit, par Alphonse Courtois. 1 vol. in-18, portrait. 3 fr. 50

Guide complet de l'étranger dans Paris. Nouvelle édition, illustrée, vignettes des monuments, plan de Paris. Description des 20 arrondissements avec un plan à chacun, 1 vol. relié...................... 4 fr.

Nouveau guide pratique dans Paris, à l'usage des étrangers. 1 vol. relié...................... 2 fr.

Guide universel de l'étranger à Lyon, avec les renseignements nécessaires au voyageur, illustré. Plan de Lyon. 1 vol. in-32 toile.... 2 fr. 50

Guide général à Marseille. Description de ses monuments, places. Dictionnaire des rues, illustré, vues, plan. 1 vol. in-32 relié.

ATLAS UNIVERSEL DE GÉOGRAPHIE PHYSIQUE ET POLITIQUE
Par M. L. GRÉGOIRE

Docteur ès lettres, Professeur d'Histoire et de Géographie, auteur du *Dictionnaire des Lettres et des Arts*, du *Dictionnaire d'Histoire et de Géographie*, de la *Géographie illustrée*, etc. 1 volume in-4° cartonné, contenant 110 cartes coloriées et environ 70 petites cartes ou plans en cartouches................... 12 fr. 50

ŒUVRES DE P.-J. PROUDHON

De la Célébration du Dimanche. 1 volume...................... 75 c.

Résumé de la Question sociale. Banque d'échange. 1 vol. 1 fr. 25

Intérêt et principal, discussion entre *Proudhon et Bastiat*. 1 vol... 1 fr. 50

Des Réformes à opérer dans l'exploitation des Chemins de fer et de leurs conséquences. 1 volume...................... 3 fr. 50

Idée générale de la Révolution au XIX° siècle. 1 vol....... 3 fr.

La Révolution sociale démontrée par le coup d'État. 1 vol... 2 fr. 50

LAMARTINE. Histoire de la Révolution de 1848. 2 vol. in-8. 12 fr.
— Raphaël, pages de la 20° année. 2° édit. 1 vol. in-8........... 3 fr.
— Histoire de la Russie, par le même. 2 vol. in-8........... 5 fr.

Cour martiale du Seraskerat, procès de Suleiman-Pacha, portraits et cartes par A. Le Faure. 1 vol. grand in-8................. 7 fr. 50

LAMENNAIS. Essai sur l'Indifférence en matière de religion. 4 vol. in-8..................... 20 fr.
— Correspondances, notes et souvenirs de l'auteur, 1818 à 1840, 1859. 2 vol. in-8.................. 10 fr.

ROBERTSON, œuvres complètes, notice, par Buchon. 2 vol. gr. in-8.. 20 fr.

MACHIAVEL, œuvres complètes, notice, par Buchon. 2 vol. gr. in-8.. 20 fr.

Tableau de la littérature espagnole depuis le XIIe siècle jusqu'à nos jours, par M.-F. PIFFERRER. 4 vol. Net............................ **3 fr.**

Études sur l'histoire des arts. Des progrès et de la décadence de la statuaire et de la peinture antiques, la Grèce et l'Italie, par P.-T. DECHAZELLE. 2 vol. in-8................. **6 fr.**

De l'unité spirituelle ou de la Société et de son but au delà du temps, par BLANC DE SAINT-BONNET. 2e édit. 3 forts vol. in-8............... **24 fr.**

Histoire de Gil Blas de Santillana, Traducida por el P. ISLA. Bella edición con láminas de acero. 1 tome in-8........................... **7 fr. 50**
— MÊME OUVRAGE, 1 vol. in-18... **5 fr.**

El Ingenioso Hidalgo Don Quijote de la Mancha. Edición conforme á la última corregida por la Academia española. Un tomo en 8. *Con retratos y láminas*........ **10 fr.**
— MÊME OUVRAGE, 1 vol. in-18., **5 fr.**

Le Mie Prigioni. Memoria di SILVIO PELLICO da Salluzo, con ritratto. ill. in-8............................ **2 fr.**
— MÊME ÉDITION augm. du *Devoir des hommes*. 1 vol. in-8........... **3 fr.**

Il vero secretario italiano, o guida a scrivere ogni sorte di lettere, per cura di B. MELZI. 1 vol. grand in-8 jésus......................... **2 fr.**

El nuovissimo secretario italiano, o guida a scrivere ogni sorta di lettere, per cura di B. MELZI. 1 vol. grand in-18 jésus................... **1 fr. 50**

Nuovissima scelta di prose Italiane. Tratte da piú celebri autori antichi e moderni, con brevi notizie sopra la vita e gli scritti di ciascheduno, por uso dei dilettanti della lingua italiana, da TOLA. 1 gr. in-8. **1 fr. 50**

COLLECTION DE NOUVELLES CARTES

Itinéraire *à l'usage des voyageurs et des gens du monde*, chemins de fer et routes, dressées, coloriées, par BERTHE, grand colombier, chacune....... **1 fr.**
Europe. État de l'Europe.
France en 86 départements.
Espagne et Portugal.
Hollande et Belgique.
Italie et ses divers Etats, en une feuille,
Confédération Suisse, en 22 cantons.
Russie d'Europe,
Grèce actuelle et Morée.
Turquie d'Europe et d'Asie.
Angleterre, Ecosse et Irlande.
Empire d'Allemagne.
Mappemonde.
Suède et Norvège.
Amérique méridionale.
Amérique septentrionale.
Asie.
Océanie et Polynésie, Egypte et Palestine.
Amérique méridionale et septentrionale,
Carte de Tunisie. 1 feuille col. **2 fr.**
Cartes murales écrites, coloriées,
Cartes de France en 89 départements. 1 feuille grand monde...... **4 fr. 50**
Carte d'Europe. 1 f. g. monde, **4 fr. 50**
LES MÊMES, collées sur toile, vernies et montées sur gorges et rouleaux, **10 fr.**

Mappemonde en deux hémisphères. Haut. 0m,90, largeur 1m,80.. **6 fr. 50**
Collée sur toile, montée sur gorge et rouleau...................... **14 fr.**
Le Rhin et les pays voisins, de Constance à Cologne. 1 f. jés. **2 fr.**
Carte des environs de Paris. Villes, communes et châteaux desservis par les chemins de fer. 1 f. col. **2 fr.**
Carte de Tonkin, de l'Annam, Cochinchine, Cambodge, plan d'Hanoï, demi-colombier ... **60 cent.**
Carte de l'Algérie et de la Tunisie, col., demi-colombier. **60 cent.**
Carte de la Belgique, demi-jés. **1 fr.**
Carte de la Hollande, demi-jés. **1 fr.**
Nouvelle carte de l'Italie... **2 fr.**
Carte de l'Angleterre, de l'Irlande et de l'Ecosse. 1 f. jés. **2 fr.**
Nouvelle carte de l'Espagne et du Portugal. 1 feuille jésus.. **2 fr.**
Nouvelle carte de la Suisse.. **2 fr.**
Nouvelle carte de l'Allemagne. 1 feuille jésus .... **2 fr.**
Carte physique et politique du Portugal. 1 feuille demi-jés.. **1 fr.**
Carte des environs de Paris avec routes vélocipédiques, 1 feuille grand colombier,.............. **2 fr.**

Carte générale des chemins de fer français. par CHARLE. Colombier............ 2 fr.
Nouvelle carte itinéraire des chemins de fer de l'Europe centrale. Les communications entre les villes capitales, par A. VUILLEMIN. 1 feuille............ 2 fr.
Nouvelle carte routière et administrative de la France, chemins de fer, stations, divisions civiles et militaires, navigation, d'après celle des Ponts et Chaussées, par BERTHE. 1 feuille colombier............ 3 fr.
Nouvelle carte physique et politique de l'Europe, routes et chemins de fer, dressée par FREMIN. Feuille grand monde............ 3 fr.
Planisphère terrestre, nouvelles découvertes, les colonies européennes, et les parcours maritimes par VUILLEMIN. 1 feuille grand monde, chromo. 5 fr.
Carte physique et politique de l'Algérie, divisions administratives et militaires, par M. A. VUILLEMIN. 1 feuille col............ 2 fr.

Nouveau plan de Paris et des communes de la Banlieue. 1 feuille gr. monde, chromo. 4 fr. 50
Paris et ses nouvelles divisions municipales. Plan-Guide à l'usage de l'étranger, par A. VUILLEMIN. 1 feuille grand-aigle........ 1 fr. 60
Plan de Paris. Illustré, itinéraire des rues, demi-colombier............ 1 fr.
Nouveau Paris monumental. Itinéraire pratique des étrangers dans Paris, feuille chromo............ 1 fr.
Itinéraire des omnibus et tramways dans Paris. Feuille, colorié, plié............ 1 fr. 20
Plan général de Marseille, travaux en voie d'exécution, par PÉPIN MALHERBE. 1 feuille............ 1 fr.
Nouveau plan illustré de Lyon et de ses faubourgs. 1 f. gr. colombier, indication des tramways........ 2 fr.
LE MÊME sur colombier, en feuille. 1 fr.
Plan monumental de Lyon. 1 feuille jésus, imprimé en chromolitho............ 1 fr.

La Cavalerie française (Ouvrage couronné par l'Académie Française), par le capitaine Henri CHOPPIN. 1 volume grand in-8°, illustré de nombreux dessins dans le texte et de 16 aquarelles. Broché, 12 fr. — Relié toile, plaque spéciale, tranches dorées..... 16 fr.
Aventures de six Français aux colonies, par Gaston BONNEFONT. 1 fort vol. in-8° jésus de 850 pages, orné de 200 dessins. Broché, 12 fr. — Relié toile, plaque spéciale, 16 fr. — Demi-chagrin............ 18 fr.

Notre armée, Histoire populaire et anecdotique de l'infanterie française, depuis Philippe-Auguste jusqu'à nos jours, par DICK DE LONLAY. Illustrée, dessins en couleur dans le texte, par l'auteur, augmentée de 16 gravures chromotypographiques hors texte, représentant les scènes des principales batailles, depuis les Gaulois jusqu'à nos jours. 1 vol. gr. in-8° jésus. 12 fr.
Relié............ 16 fr.
Demi-chag. tranches dorées... 18 fr.

LA FRANCE ET SES COLONIES EN POCHE

Par LE LÉDIER

94 cartes, départements et colonies, 7 cartes des chemins de fer et 36 plans de villes, avec un index alphabétique, de 13,000 localités avec leur population, et de 7,000 stations de chemins de fer, par réseaux et par lignes. 1 vol. in-18, relié toile. 3 fr. 50

LES ARMÉES DU NORD

ET DE NORMANDIE

Récit anecdotique de la campagne de 1870-71

Par GRENEST

1 vol. in-8 carré, illustré par L. Bombled, 3 fr. 50. Relié doré, plaque chromo, 6 fr.

LES ANNIVERSAIRES DE 1870

D'APRÈS FRANÇAIS ET ALLEMANDS

Avec Préface, Notes et Documents par H. GALLI

1 volume in-8 carré, illustré. 3 fr. 50

BIBLIOTHEQUE NATIONALE

SERVICE DES NOUVEAUX SUPPORTS

58, rue de Richelieu, 75084 PARIS CEDEX 02   Téléphone   266 62 62

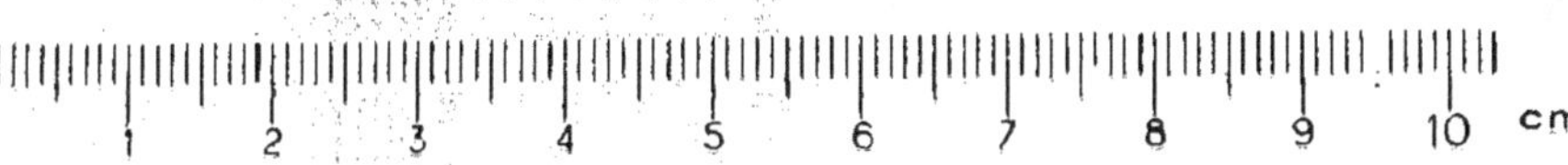

Achevé de micrographier le :   08 / 02 / 1978

Défauts constatés sur le document original

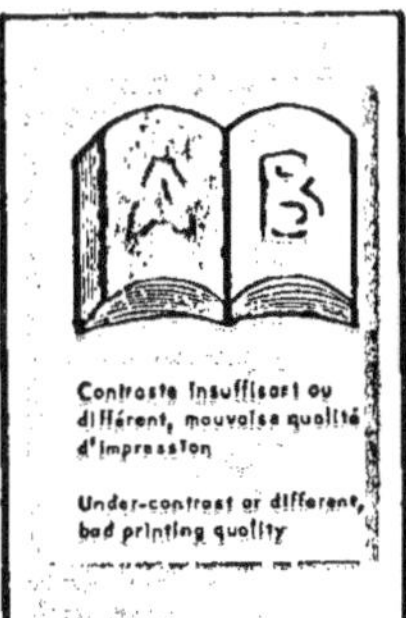